養精

男人不衰的秘密

萬里機構‧得利書局

徐山‧陶紅亮 編著

養精‧男人不衰的秘密

編著
徐山　陶紅亮

編輯
龍鴻波

封面設計
王妙玲

版面設計
萬里機構製作部

出版
萬里機構‧得利書局
香港鰂魚涌英皇道1065號東達中心1305室
電話：2564 7511　　傳真：2565 5539
網址：http://www.wanlibk.com

發行
香港聯合書刊物流有限公司
香港新界大埔汀麗路36號中華商務印刷大廈3字樓
電話：2150 2100　　傳真：2407 3062
電郵：info@suplogistics.com.hk

承印
中華商務彩色印刷有限公司

出版日期
二〇一五年二月第一次印刷
二〇一六年五月第二次印刷

萬里機構　　萬里 Facebook

原著《男人養精一本通》© 2014人民軍醫出版社
本書經人民軍醫出版社授權出版、發行、銷售。

本書p76圖片由匯圖網提供，p133,177,195,209,214圖片由123RF提供

前　言

　　中醫認為，腎藏精，先天之精是維持生殖繁育的基本物質；腎藏五臟六腑水穀之精氣，維持着身體的生長、發育。腎精是維持生命活動的基礎物質，為五臟六腑提供源源不斷的動力。人從出生那一刻開始，身體逐漸成長發育，到30歲左右達到生長的頂峰，然後逐漸開始衰老。人的整個生命過程，都受體內腎精的變化所支配。

　　隨着年齡的增長，人的體質越來越弱，腎氣虧虛是很自然的現象，無法逆轉，但是可以通過有效的養生方式來延緩其進程。所以，養生就需要養腎，腎的功能正常，才能為其他組織、器官輸送精氣。體內腎精旺盛，腎陰腎陽維持平衡，便可以更持久地維持健康，延緩人體衰老，從而實現延年益壽的目的。

　　但在現實生活中，許多男性未到四十，頭髮脫落、肚腩肥大，過早患上三高及一些腎臟和生殖系統方面的疾病，提前衰老。究其原因：

　　其一，男性生活和工作壓力越來越大，往往會產生暴躁、抑鬱、憂慮、憤怒等不良情緒。專家認為，適當的情緒波動有益身心健康，但是長期積壓不良情緒、整天過度憂思，便容易破壞人體機能的平衡，無端耗損體內的精氣，這是不利於身體健康的。

　　其二，平時生活中不注意控制自己的行為習慣，並且忽視了飲食、起居對健康的重要性，往往因一些小細節造成了很大的健康問題。嗜好煙酒、長期熬夜、濫用藥物、沒有節制的性生活，耗損了體內大量的精氣，出現了腎精虧虛，並隨之產生了很多與腎有關的疾病，而久病不癒，又會耗損體內的精氣，形成惡性循環，從而加快了衰老的的進程。

腎經虧虛會引起諸多疾病，常見的男性疾病有腰酸背痛、脫髮掉髮、陽痿、早泄等。為了治療相關疾病，不少人濫用補腎藥、壯陽藥、滋陰藥。這是不正確的養腎方式。必須要懂得如何去補足精氣，體內的精氣旺盛了，疾病自然就會遠離。

中醫養腎精，關鍵在於先天的調理，這也是中醫養生強調"治未病"的理念。所以，對於腎經虧虛的人群，應該擁有"三分治，七分養"的理念，平時注意運動、合理膳食、按摩經絡穴位等，護住體內的精氣，維持人體陰陽平衡。

中醫養生，除了控制情緒和養成良好的行為習慣，歷來推崇三大法寶——運動養生、經絡養生和食療養生。益精固腎作為養生的重要部分，當然也離不開這三大法寶。

首先，運動養精。中醫運動養生中有很多簡便實用的運動，比如太極拳、強腎操、金雞獨立等，本書都有簡單易懂的闡述，讓大家輕鬆掌握好方法。其次是經絡養精，學會按摩穴位，疏通經絡，保持氣血暢行無阻，各個組織、器官相互協同，從而維持人體健康。最後要説食療養精，通過脾胃消化吸收，營養轉化為精氣後貯藏在腎裏，從而分配給各個組織、器官，維持着人體所需的能量，這就是腎精對後天生長發育的表現。談到食療養腎，它和本草養腎是分不開的。平時生活中，應注意採用食物來調理，加上益精養腎的中草藥，既能品嘗到鮮美的營養食物，同時又能養足體內的精氣，是益精養腎的理想狀態。

目　錄

四　保養腎經，滋養臟腑

五　運動強精，延年益壽

第 1 章

男人養生
先養腎精............

傳統中醫認為，腎藏精，先天之精是維持生殖繁育的基本物質；五臟六腑吸收水穀之精氣藏於腎，維持着身體的生長、發育。而腎精是維持生命活動的基礎物質，為五臟六腑提供源源不斷的動力。男性養生必先養足精氣，精氣不足，人體免疫能力就會下降，很容易生病；精氣旺盛才能健康長壽。

男人
腎虛的原因

隨着年齡不斷增長，人的體質逐漸下降，體內代謝逐漸衰弱，腎氣開始減少，以至於不足以滋養人體的臟腑，這是自然生理規律之一。一般情況下，男性到了40歲以後，往往都有腎虛的狀況，只不過虛虛的程度不盡相同。

對於腎虛的原因，可以分為先天原因和後天原因，其中後天的影響往往會更大一些。平時生活中的某些不良習慣，比如經常熬夜、抽煙酗酒、性生活泛濫、久病不癒等，都可能導致出現男性腎虛的現象。對於腎虛問題的防治，有必要先認識其產生的諸多原因。

先天不足

所謂的先天，用通俗點的話説，就是遺傳因素。實際上，造成先天精氣不足的原因非常多，基本上都是因為父母的精氣不足，從而影響後代的發育，從而出現精氣缺乏的現象。體質較弱、常年多病等，會造成精血虛虛；酒後房事，然後懷孕生育的孩子，容易出現腎精虛虛；年齡過大懷孕，人的精氣力量衰退，容易造成精氣虛虛；男女雙方過早結婚，身體未完全發育成熟而懷孕，後代容易出現精氣虛虛；懷孕次數過多，過度耗損了體內的精血，後代也可能出現精氣虛虛。只有父母雙方發育都成熟，而且擁有健康的身體，才能孕育健壯的後代。

當發現孩子體弱多病，應該考慮是不是先天精氣不足，雖然先天的因素已經無法改變，但是可以在後天多加以彌補。

外界環境的不良影響

中醫認為，自然環境中有六種致病因素——"風、寒、暑、濕、燥、火"。在不同的時節，不同的環境的屬性會對人體造成不同的影響。在朝氣蓬勃的春季，自然萬物生發，細菌開始肆虐，往往多風邪；在炎熱的夏季，通常多暑濕，體內的能量消耗會比較大；在乾燥的秋季，多燥熱；在寒冷的冬季，寒邪之氣容易侵襲人體，損傷精氣。

除此以外，在當今社會中，環境污染是人們面臨最突出的問題。噪聲污染、空氣污染、食品污染等，使人們生活在不安寧的環境中，體內堆積過多的毒素，從而直接損害人體的五臟六腑。同時，污染會阻礙腎上腺激素的分泌，當腎上腺素缺乏時，會出現性能力下降，陽痿、早泄等症狀。

飲食起居沒有規律

暴飲暴食會導致脾胃功能受損。經常吃肥甘厚味、辛辣煎炸的東西，容易導致臟腑生熱，使得脾胃功能衰退。另外，平時飲食不規律，不注意營養衛生，也會直接對脾胃造成傷害，脾胃無法充分吸收食物的營養，腎臟的功能也會直接受到影響，腎缺乏精氣，也就是人們常說的腎氣虧虛，精氣不足就容易生病。

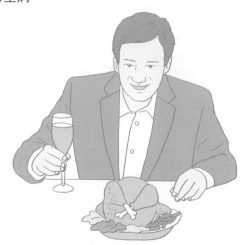

日常起居不規律，也是導致腎氣虧虛的重要原因。很多男性經常熬夜，長時間失眠不足，或者長期從事體力勞動而損傷身體，體內的精氣消耗過度，也會出現腎氣虧虛。

引發腎虛的不良生活日常

濫用鎮痛藥	長期服用或大劑量服用一些消炎鎮痛藥物，如阿士匹靈等，容易引起腎損害。
過量服用某些中草藥	臨床發現會"傷腎"的中草藥有：雷公藤、關木通、牽牛子、蒼耳子、罌粟殼、生草烏、使君子、青木香、廣防己等。其中雷公藤導致的腎損害最大，其次是關木通。
過度喝飲料	軟飲料和運動飲料的過度攝取會間接損傷腎。人體內的酸鹼度為7.2。這些飲料普遍為高度酸性，飲用後體內酸鹼度明顯改變。
吃過於鬆軟的麵包	麵包和糕點中有一種食品添加劑溴酸鉀，吃起來口感鬆軟，但過量食用會損害人的中樞神經、血液及腎臟。
暴飲暴食	現代人聚餐機會增多，常會吃下過量的"美味"，這些廢物大多經過腎臟排出，飲食無度無疑會增加腎臟的負擔。
酒後喝濃茶	有的人認為酒後喝濃茶能解酒，其實這非但無效，還會傷腎。專家表示，茶葉中的茶鹼可以較快地影響腎臟而發揮利尿作用，此時酒精尚未來得及再分解便從腎臟排出，使腎臟受到大量乙醇的刺激，從而損傷腎功能。
飲食太鹹	飲食偏鹹，導致血壓升高，腎臟血液不能維持正常流量，從而誘發腎病。
經常憋尿	有些人因工作忙而長時間憋尿。專家提醒憋尿會導致尿道感染和腎盂腎炎。這類感染一旦反覆發作，能引發慢性感染，不易治癒。
飲水過少	如果長時間不喝水，尿量就會減少，尿液中攜帶的廢物和毒素的濃度就會增加。臨床常見的腎結石、腎積水等都和長時間不喝水密切相關。

平時過度放縱慾望

男性有性的慾望是很正常的，但是如果過度縱慾，很容易出現腎虛。男性房事不節制，最常見的就是性生活過度頻繁。一般情況下，健康的青年男性，每週可以進行三次房事；中年男性每週兩次房事最適合；年齡更大的人，每週保持一次夫妻生活最為恰當。日常的性生活，需要根據自身身體狀況來進行，否則會過度損耗精氣；腎精嚴重缺乏，往往會出現夢遺滑精、陽痿、早泄等狀況。當然，對於性生活，通常沒有特定的頻次規定，但必須要保證自己有充沛的精力，而且身心愉悅，不能影響第二天的工作和生活。

除此以外，過度手淫也是導致精氣不足的原因。有的男性為了解決生理問題，通過手淫方式來尋找所謂的快感，不知不覺就消耗了體內的精氣。

長期疾病而損耗精氣

有的人天生體質很弱，平時容易生病。人體的五臟六腑密切相關，只要某個組織、器官出現問題，會牽一髮而動全身，導致其他的組織器官受到影響。腎是收藏精氣的場所，如果人長期生病，精氣過度消耗，自然使得腎氣不足。相反，這又會讓人更容易生病，從而形成一種惡性循環。從中醫角度而言，常有肝腎同源、脾腎相濟、肺腎相生等說法，其實已經明確說明了腎與其他臟腑之間的關係。所以，發現自己的身體出現疾患，一定要及時就醫，以免長期生病而損傷腎的精氣。

養腎固精
的意義

　　中醫認為，腎藏精，為人體提供源源不斷的動力。腎作為人的重要臟腑器官，影響着人的生老病死，從出生的那一刻開始，便受到腎的影響。

　　腎被人們形象地稱為"倉庫"，遵循春生、夏長、秋收、冬藏的自然規律，對人體的代謝進行調節，以保持體內陰陽的動態平衡。腎對人體的作用有很多，主水、納氣、生髮、健腦等。

腎控制水液代謝

　　中醫認為，肺、脾、肝、腎都能夠對人體水液代謝進行調節，而腎臟發揮主要的作用。腎對水液代謝的調節，需要經過比較複雜的過程，其主要是通過氣化的作用來完成。

　　體內的水液代謝，先經過脾胃的受納、消化與運化，能利用的部分就被輸送到全身，而不能利用的部分直接歸屬到腎中，腎又經過氣化，將有營養的部分上傳到其他臟腑中，把不能利用的部分留在其中，這個過程被稱為"升清"。而腎裏不能利用的濁液，會被送入到膀胱，然後變成尿液，這個過程被稱作"降濁"。腎通過升清降濁的過程，一直不斷地循環，維持着人體的水液代謝。

【氣化】中醫學中專用的名詞，也就是說，當人喝水以後，經過腎裏的陽氣溫化和蒸化，然後輸送到人體的各個部位。反過來，腎又可以把體內的氣聚積為水，然後以尿液的形式排出。

腎配合肺調節呼吸

生命的存在，需要不停地呼吸，通過吸進氧氣，呼出二氧化碳，維持着體內臟腑的活動。雖然肺是主呼吸的主要臟腑，但是整個呼吸過程需要腎攝納肺氣，也就是輔助肺完成呼吸調節的生理功能。不少老年人呼吸很困難，很多時候都是由於腎功能衰退，腎納氣不足造成的。

雖然人的整個呼吸過程，主要由人的肺掌控的，但是人的呼吸是急促還是平穩，與腎的納氣功能密切相關。只有腎氣充足了，才能保證肺氣的充足，呼吸才能夠平穩而細長；相反，如果腎納氣的功能衰退，腎氣虧損，便無法幫助肺吸氣，呼吸往往就會變得急促。平時有很多中老年人呼吸困難，上氣不接下氣，經常只呼氣而沒有吸氣，使體內需要的營養缺乏，因而出現氣喘吁吁、胸悶氣短的狀況，實際上這就是納氣功能不足所致。

【納氣】腎把肺所吸入的清氣短時間聚集，讓人的呼吸更長。比如說一個人唱歌，經常能夠拖很長的音調，而且聲音鏗鏘有力，有足夠的氣息去支撐發聲，實際上這都是腎納氣的作用。人體有了腎來攝納氣，維持着體內外氣體的正常交換，可以使得呼吸變得平穩、深沉。

腎主骨生髓，強身健腦

中醫認為，腎具有主骨生髓的作用，這是因為腎內的精氣，能夠促進骨骼、骨髓生長發育功能，從而能夠強健筋骨、益智健腦。腎有足夠的精氣，可以為骨髓的生化提供能量，使得骨質不斷生長發育，而且變得富有彈性而有力量。相反，如果腎臟的精氣不足，骨髓的生長沒有精氣的滋潤，會出現骨骼發育不良的現象。隨着年齡增長，許多老年男性多出現腰膝酸軟、行動緩慢等問題，那是因為腎精不足，從而導致骨骼的彈性和力量衰退。

腎生髓的作用，包括了骨髓、脊髓和腦髓。髓是人體的精華，它們是由腎的精化生而成的；所以，腎不但影響人體骨骼的生長，同時還影響到髓的充盈和發育。中醫認為，腦為髓之海，脊髓和腦髓相互連通，脊髓向上輸送到腦，長期聚集便形成腦髓。

在現實生活中，很多中老年人出現記憶力衰退，甚至有的人患老年痴呆症（腦退化症），均是由於腎氣不足而造成的。腎氣虧虛，腎無法為腦髓的生成提供精氣，於是出現記憶衰退、智力下降的現象。

腎影響記憶力

中醫認為，五臟六腑的功能會影響日常的思維活動，人的志藏於腎。所謂的“志”，也就是思維活動相關的神志活動。

首先是人的記憶力，因為腎生髓，腎氣旺盛，人的腦髓才會豐滿，記憶力和智力才會好。相反，如果腎虛精虧，腦髓得不到精氣的滋養，記憶力自然就會下降，出現失眠健忘、老年痴呆等症狀。其次是人的志向；當人的腎氣充足，總是精神煥發，而且頭腦比較清晰，智力也比較強，因而會有高遠的志向。所以，很多胸無大志的人，往往是腎氣虧虛而精神疲憊，不願意為自己的理想而努力。

腎好
才能不生病

　　人體各個器官組織要正常運轉，必須要由腎提供足夠的精氣。如果精氣不足，不但會影響正常的生長發育，而且可能會引起很多疾病。只要一提到腎虛，不少人都會直接想到性能力，實際上，這是一種比較狹隘的觀念，因為腎對人體的影響是很廣泛的。

影響人的整體狀態

　　腎的精氣會影響人的整個狀態。從生理狀態來說，腎氣不足的男人，往往會感覺到疲乏無力，甚至出現腰酸背痛、記憶力下降的狀況，性生活能力也衰退，這就是腎氣虧虛對男人生理方面的直接影響。男人上了年紀，通常會覺得幹什麼事情都沒有精氣神，也沒有很強烈的慾望。

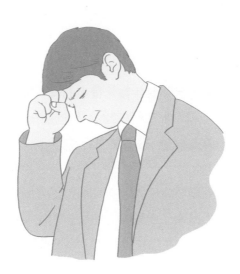

在現實生活中，人們經常會感慨說自己腎虛，的確，腎精旺盛的人，皮膚也有光澤，給人精神煥發、朝氣蓬勃的印象；相反，腎氣虧虛的人，通常面色晦暗，整天感覺有氣無力的樣子。腎影響人的生理和精神狀態，影響人的氣質和生活態度，乃至對整個生活狀態造成影響。

影響人的生長發育

按照《黃帝內經》裏的理論，男子八歲的時候，腎氣充足，頭髮生長，開始更換牙齒，腎精旺盛的人，骨質緊密，而且牙齒堅固；如果腎精不足，會導致骨質脆弱、牙齒不全、頭髮稀疏的現象。男性到了十六歲，腎氣旺盛，開始出現遺精的現象，具備了生育能力。到了二十多歲的時候，腎氣比較平均，人的筋骨比較強壯。到了三十多歲的時候，人的發育達到頂峰，體質開始逐漸下降。男人到了四十歲，腎氣就開始衰退，時常感覺身體疲軟，出現脫髮、落髮的狀況，牙齒也開始鬆動。由此可見，腎精與人的生長發育息息相關。

腎的精氣是影響人發展的根本，比如有的兒童發展遲緩，絕大多數是由於腎氣不足而引起的。還有一部分年輕人出現頭髮花白、頭髮脫落等現象，這也是腎精不足而導致的。

影響人的生殖能力

人的生殖器的發育，全都要依靠腎精來滋養。腎精是胚胎發育的原生物質，而且在胚胎的發育過程中提供源源不斷的能量。因此，腎精的生成、貯藏都會對後代產生重要影響。男性從小到大，只有一直擁有旺盛的精氣，生殖器官才能完全發育，從而能產生優質的精子，為繁衍後代提供基礎條件。而對女性而言，腎精旺盛的人，有助於性器官的發育，隨着年齡的增長，開始來月經，從而具備了生殖能力。反過來說，如果腎精不足，容易產生閉經、經期不規律等，甚至會影響正常的生殖能力。

影響人的呼吸系統

　　人的呼吸系統包括呼吸道和和肺，而呼吸道又包括鼻腔、咽喉、氣管與支氣管。我們知道，肺是主管人呼吸的重要器官，但是腎臟有納氣的功能。必須有肺的正常作用，才能保證人的正常呼吸，如果腎的功能異常，肺吸入的空氣沒有腎的接納，就會出現呼多吸少、胸悶氣短的症狀，很可能會引起哮喘、支氣管炎、支氣管擴張等呼吸系統疾病。

影響人頭髮的色澤

　　中老年人最常見的就是白髮、脫髮的現象。實際上，頭髮的生長與脫落，顏色是烏黑還是乾黃，與腎精的充實程度有密切關係。換而言之，一個人的腎精是不是很充足，單從頭髮上就能看出來，對於腎精比較旺盛的人，一般頭髮比較濃密，而且頭髮的色澤比較光亮。相反，頭髮則容易發黃，髮質變得乾枯、脆弱，頭髮比較稀疏，而且容易脫落，甚至有的男性在很年輕的時候就出現禿頂的現象。

養腎的
八大秘訣

　　人體的生長、發育和衰老幾個階段的時間長短，決定着人生命的長短，而每個階段都受到腎的影響，可以説是取決於腎氣的強弱。《壽世保元》云：“精乃腎之主，冬季養生，應適當節制性生活，不能肆意縱慾，傷其腎精。”《黃帝內經》云：“精者，生之本也。”在古代很多中醫養生書籍中，無一例外地提到了腎精對人壽命的影響，也就是説，想要長壽，必須先養好腎，保護好自己的精氣。要從生活細節入手，保護好腎的功能，維護好腎的精氣。

多喝水來養腎

　　腎的基本功能是生成尿液和排尿。當人喝水以後，水分通過胃腸道吸收入血，隨着血液的循環，水液能夠沖洗腸道，把代謝產生的廢物帶走，避免毒素對腎造成損害。如果體內缺乏水液，血液就無法正常流通，很容易使濁毒留滯在體內，從而加重腎臟運轉的負擔。所以，平時適當多飲水，減輕腎臟的負擔。

護好雙腳養腎

　　人體經絡遍佈全身，其中腎經主導着腎的生理功能。由於腎經起於足底，當人的雙足受寒氣侵襲，會影響腎的功能；所以，不論春夏秋冬，都要避免足部受涼，注意足部保暖才能養好腎。晚上睡覺的時候，要注意蓋好被子，而且不應該把雙腳正對空調（冷氣）或電風扇。另外，在潮熱的夏季，不要光腳行走，比如說有的人喜歡到沙灘邊赤腳玩耍，實際上這很容易使腳部受寒的。

大便通暢養腎

排便其實就是排毒的過程，如果大便不通暢，無法及時排除，在體內長時間滯留，使得濁氣向上散發，人會出現心煩氣躁、胸悶氣短的現象，最重要的是容易傷及腎臟。無論是大小便，都要保持通暢，以便保護腎臟的調節能力。如果碰到大便難解，把雙手手背貼住雙腎的位置，稍微用力搓揉，能夠疏通腎氣，使排便暢通。平時生活中，多注意按摩自己的腎，有助於增強腎的功能。

叩齒吞津養腎

叩齒吞津是古代養腎精的方法，它是八段錦養生方法之一。叩齒吞津有助於增強腎的功能。叩齒吞津分為叩齒、攪舌頭和鼓漱。首先是叩齒，先叩左臼齒，再叩門齒，然後叩右臼齒，分別叩動36次。其次是攪舌，舌頭從上門齒中央開始向左繞36圈，隨後改變方向，再繞動36圈。最後是鼓漱，口裏有一定的津液，反覆鼓動嘴巴，最後將口中的唾液吞下（分3次）。這種方法能夠起到滋養腎精的作用。

飲食調理養腎

飲食養腎，最主要的是養成良好的飲食習慣，平時盡量多吃一些滋補腎臟的食物。根據中醫記載，絕大多數黑色食物對腎都是有好處，比如黑米、黑豆、黑芝麻、黑木耳等，都能夠起到很好的補益作用；此外，韭菜、核桃、小蝦等，也有補腎的作用。相反，應該避免不良的習慣，比如常喝咖啡、吃冷飲、吃辛辣、吃太鹹等，都容易傷及腎的功能。

保證睡眠養腎

人的臟腑時刻都在運轉，需要有足夠的恢復時間，否則容易造成疲勞。人每天都需要睡眠，讓組織器官的能量得到恢復，有助氣血的生化，能夠起到保養腎精的作用。臨床醫學證明，有不少腎功能衰竭的人，往往是長期熬夜，睡眠不足或睡眠質量不高。所以，不論怎樣，都不應該過度熬夜，要嚴格按照規定時間睡覺，通常要早睡早起，以保護好腎的精氣。

避免勞累養腎

中醫認為，過度的體力勞動容易耗損腎氣、過度的腦力勞動容易傷血、過度的房事容易傷精。性生活是人類繁衍後代的方式，是人類正常的生理現象，正常的性生活對人的身體沒有害處，而且有助於心理健康。但是，如果男性淫逸過度，平時不注意節制，便會過度耗損腎精，導致精氣不足，可能會誘發某些疾病。所以，做什麼事情都要量力而行。

運動鍛煉養腎

有句話說"生命在於運動"。運動能夠強健體魄，還能使人愉悅心情。對於腎的養護，運動也不失為一種不錯的方法，可以做做養腎操，具體操作方法如下：把身子端坐，雙腿自然分開，雙手屈肘側舉，手指伸朝上達到兩耳的高度。隨後，高舉雙手，用兩肋部感覺有所牽動為宜，然後再恢復原位。在做的時候，要進行深呼吸，把氣都收歸到丹田。另外，體質較差的中老年人，應該注意力度，避免損傷肢體。

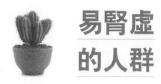

易腎虛
的人群

　　腎是收藏精氣的"倉庫"。現代社會生活節奏越來越快，生活和工作壓力不斷加大，加上平時抽煙喝酒的不良嗜好，超過八成的中年男性都出現腎虛的現象，只是各自的程度不同而已。

久坐不動的人

　　目前，大部分上班族，都是面對自己的辦公電腦，整日忙個不停，根本沒有任何休息的時間。由於長期保持坐的姿勢，使得人的腹部長時間承受着巨大的負荷，血液向下流通時，就會堵在腰部，導致腹腔與下肢的血液循環不通暢。中醫常説"久坐傷腎"。因為長時間坐着不運動，導致整個身體的氣血運行不暢，代謝出現異常，從而誘發疾病。除此以外，因為腎經和膀胱經相表裏，它們之間會相互影響，而當人長時間坐着時，膀胱經會受到長時間的壓迫，導致其氣血運行不暢，無法發揮膀胱的正常作用，間接導致腎的功能異常。

壓力過大、神經緊張的人

　　生活與工作壓力太大，是現代社會中很多中年男性面臨的問題。由於人體對壓力的承擔是有一定限度的，當長期處於很緊張、疲乏的狀態，體內代謝就容易失常，用中醫學的觀點來説，體內的腎陰和腎陽失調，會導致身體免疫能力下降，人在面對外部環境時，無法抵擋住不良因素的影響，尤其是無法抵抗病菌的侵襲，傷及腎的精氣，於是很容易生病。此外，當男性長期勞累過度，會過度消耗體內的腎精，也就是損害腎臟的真火。

抽煙嗜酒的人

絕大多數人明白抽煙傷肺，卻不知道為什麼會傷腎。其實是因為：肺與腎是相互影響，如果肺的吸氣功能不好，而腎的納氣功能也無發揮。更重要的是，肺與腎的陰液會互相滋潤，如果肺的功能無法發揮，也就很容易傷及腎，出現腎氣虧虛的現象。另外，長期飲酒也是不利於健康的，因為酒精傷肝，肝腎同源，肝藏血、腎藏精，只有肝的氣血充足，才能夠滋潤腎臟，以使腎發揮藏精的功能。

性生活不節制的人

在古代中醫學中，人們認為房事過度是導致男性腎虧的重要因素。平時過多的房事，便會使精氣外泄，從而出現早泄的症狀，嚴重的情況下會出現陽痿。男性因房事過度造成的腎虛，通常是腎陽虧虛。

性生活頻率不能一概而論，關鍵是自己心理愉悅，同時能保證有充沛的精力即可。

體質虛弱、久病不癒的人群

人體的各個組織器官相互連接，構成統一的整體，形成完整的內循環系統，只要某個環節出現問題，整個系統都會出現異常，可以說是"牽一髮而動全身"。在中醫學中，腎為生命的根本，其他組織器官需要腎陰和腎陽來調節，當人長期生病，臟腑的負擔會大大加重，腎的調節負擔也同樣會加重。

注重生活細節，遠離腎虛

　　身體對每一種疾病都會有相應的反饋。只要我們注意一些身體訊號，男性腎虛的狀況，可以通過很多種方式來判斷。

觀察神態

　　所謂的"神"，包括神態、神氣、精神等。只要細心觀察，透過神情可以觀察出一個人的身體狀況。如果一個人目光明亮，雙眼炯炯有神，意識清醒，語言表達清楚，說明腎氣旺盛。相反，如果腎氣虧虛，雙眼無光，每天無精打采，做什麼事情都很遲緩。在中老年人當中，腎氣虧虛的現象很常見，因而變得老態龍鍾，甚至出現老年痴呆症。

觀察氣色

　　如果氣色晦暗，顴骨位置出現潮紅色，說明腎陰不足，內火過於旺盛；如果是面色青暗無光，有時還透着黑色，表明是腎陽不足，體內的寒氣過重。另外，有的人長時間受到疾病的折磨，雙眼圈都會出現青黑色的斑，這也是腎經不足的表現。

【四診法】在古代醫學領域，曾經有神醫扁鵲，他只需通過望聞問切的方式，立刻就能診斷出相關的疾病。我們先來瞭解一下什麼是"望聞問切"的診斷方法。所謂的望，指的是觀察病人的發育情況、面色、舌苔、表情等；聞是聽病人的說話聲音、咳嗽、喘息，而且嗅出病人的口臭、體臭等氣味；問是詢問病人病情，也就是自己對病症的感覺，以前所患過的病等；切是用手診脈或按腹部有沒有瘀塊。

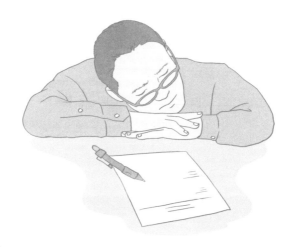

觀察頭髮

　　頭部是人體陽氣交匯的地方，被稱為"元神之府"。中醫認為，頭為腎所主，腎之華在髮，所以，通過頭髮基本可以判斷人的腎氣的情況。如果頭髮烏黑亮澤，表明腎氣非常充盈，身體比較健康；年紀輕輕就出現脫髮的現象，有時會出現頭暈，記憶力下降等，說明是腎氣虧虛；有的中年人出現白髮，而且脫髮嚴重，甚至出現禿頂的現象，表明腎氣虧虛。小孩若生下來後頭髮稀疏，經過一段時間以後，仍然無法生長起來，多脫毛法，可能是先天因素導致腎虛。

觀察牙齒

　　腎主骨，而在中醫學裏，牙齒被稱為"骨之餘"，也就是屬於骨頭的一部分，因此，牙齒是否堅固，與腎氣的充盈程度有密切的聯繫。

　　通過牙齒判斷，如果牙齒潔白，而且堅固有力，表明腎氣充盈；感覺口乾舌燥，口腔缺乏津液，一般是腎陰缺乏；如果牙齒乾燥，猶如乾枯的柴塊似的，說明腎氣嚴重不足，這通常出現在高齡老人身上。不得不提一點，平時有的人會磨牙，讓人難以入眠，其實這種現象，表明了他消化不良，或者是出現了胃熱。

觀察耳朵

　　耳朵與腎有密切的聯繫，尤其是聽力受到腎功能的影響，一個人出現了腎虛，會出現耳鳴，聽力下降。所以，很多老年人由於腎氣虧虛，往往耳朵變聾。

　　觀察耳朵也可以判斷腎氣，觀察耳朵的形狀與顏色，耳廓豐滿肥厚，而且明顯紅潤，表明腎氣比較充足，身體也健康。相反，如果耳廓消瘦，而且沒有血色，有的甚至發烏、發黑，那說明腎氣比較缺乏。還有，如果耳廓有些焦黑，說明腎氣差不多已經衰竭。

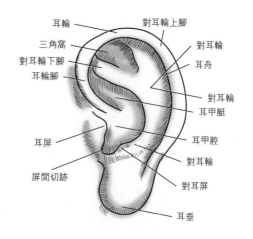

觀察腿部

　　有的人可能會出現雙腿水腫，臉部浮腫，大多數是由於腎陽不足造成的；有的人腿部行動不便，而且支撐力不行，有可能是元氣損傷過多而造成的；有的人腿部可能會出現紅腫塊，有明顯的觸痛感，可能是出現了腎虛；有的人雙腳的腳趾出現浮腫，而且感覺疼痛，嚴重的情況下可能出現潰爛，有明顯的異味，也許是血液循環受阻，出現腎氣虧虛。

觀察腰背

　　當人腎氣虧虛的時候，通常會出現腰酸腿軟的現象，當然，這是從個人的感覺來判斷的。從腰部的外形來觀察，如果人虎背熊腰，腰椎直挺，肯定腎氣旺盛。相反，人到了中年或者老年，就會出現勾腰駝背的現象，無法像年輕時候那樣直挺挺的站立，就是腎氣虧虛的表現。另外，如果腰部不太敢扭動、彎腰困難、背脊疼痛等，都可能是腎虛。

第 **2** 章

欲養腎精
##　　先調五臟..............

心、肝、脾、肺、腎相互通達，腎與人體的其他臟腑有密切的聯繫。中醫把人的五臟與五行相對，腎屬水，與其他臟腑相生相剋，維持着人體陰陽動態平衡，保障人體處於健康狀態。肝腎同源、心腎相交、肺腎相生，男人滋養腎精，離不開其他臟腑的支持，所以需要整體調理，才能維持內體系統的良性循環，使人健康長壽。

肝腎同源，
養肝就是養腎

關於肝腎同源的理論，在很多中醫古籍裏都有精闢的闡述。《靈樞・經脈》記載：人始生，先成精，精誠而腦髓生；《素問・陰陽應象大論》記載：腎生骨髓，骨髓生肝。俱主張肝腎都是由先天的精氣演變而來的。

從中醫學角度來講，肝屬乙木，而腎屬癸水，水可以生木，所以肝和腎是相互聯繫的，因此中醫常說"肝腎同源"。在人們的日常生活中，肝臟的元氣損耗是最大的，而肝臟需要的精氣補給，需要通過人的腎臟來完成。所以，想要肝臟有源源不斷的動力，必須要養護好腎臟。

肝腎相互關聯

肝臟和腎臟都位於人體的下焦。《相火論》記載：見於人者，寄於肝腎二部，肝屬木，而腎屬水，但它們的生理作用，共同維護着生命活動。

肝藏血，而腎藏精，精血互通，相互滋生着。腎精充足，肝血才能夠得到滋養；肝血可以化精，腎精才會得以充盛。

從經絡知識來看，肝經的全稱為"足厥陰肝經"，而腎經的全稱為"足少陰腎經"，雖然名稱不同，但是它們都循行於身體內側，而且循行路線都經過肝臟、肺臟、腎臟，互相有着密切的聯繫。不僅如此，肝經和腎經交會於足太陰脾經的三陰交和任脈的關元，相互關聯着。肝腎又與奇經八脈有直接的關係，肝腎同屬奇經，沖任督三脈都起胞中，胞胎是肝腎之所。

肝腎的衰老過程

　　人的生老病死均與腎的功能有關，人老了證明是腎的功能衰退了，而當腎衰以後，就會影響到肝臟的正常功能。"腎水"與"肝木"同源，同時也是一種"母子"關係，它們之間相互影響，共同作用於身體的五臟六腑。肝臟和腎臟是一種共生共滅的狀態，肝臟旺盛時腎臟才能旺盛，肝臟衰竭則腎臟也衰竭，相反，腎臟的功能也以同樣的方式影響着肝臟的功能。

　　由此可見，其實肝臟和腎臟逐漸衰老，就是體內臟腑衰老的開始，五臟六腑衰老有一個相對的過程，具體可以概括為：

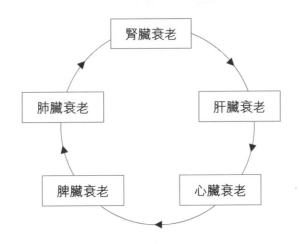

　　就這樣循環往復，最後直到整個生命消亡。

　　想要延緩衰老，首要任務是改善臟腑的健康狀態，而臟腑的根本是肝臟與腎臟，因此，"肝腎同補、滋水涵木"是延年益壽的基本原則。

　　清代名醫陳良夫認為，如果想要養護好肝臟，那必須先滋養好腎臟。所以，在日常生活中，不管是滋補腎臟還是滋養肝臟，只從表面上去解決，這是解決不了根本問題的，只有擺脱治標不治本的原則，把肝臟和腎臟共同維護好，養生保健才能取得理想的效果。

腎氣虧虛的表現

　　腎的功能與人的健康狀況密切相關，腎功能好了，身體才會健康。相反，要判斷腎臟功能是否良好，可以從自己的身體表現觀察得出。正常情況下，腎功能出現異常，會出現以下幾個方面的異常：

症狀	判斷標準
腰痛	如果時常出現腰痛的狀況，勞累時或遇到陰雨天氣，疼痛會加重。
尿頻	正常飲水的情況下，夜尿最多一次，如果夜尿長期超過三次，尿頻尿急，可能是腎氣虧虛。
便秘	感覺大便乾燥，排便困難，可能是腎氣虧虛。
疲倦乏力	時常感到疲勞，無法集中精力，缺乏工作激情，也許是腎氣虧虛。
失眠健忘	平時經常失眠，但夜裏無法睡着，很難進入深度睡眠狀態，而且記憶力嚴重下降，可能是腎氣虧虛。
畏寒肢冷	感覺手腳冰冷，只要氣溫稍微下降，必須得添加厚厚的衣服，禦寒能力大大下降，也許是腎虧。

　　除上述狀況以外，還有身體機能衰退，經常患慢性病，身體的免疫能力下降，面色無華、頭髮變白，容易脫髮，這種種狀況都暗示着腎氣虧虛，應該注意及時調理。

心腎相交，
維護身體平衡

　　肝和腎都起源於精血，所以心臟和腎臟會相互作用，共同維持正常生命活動。只有內體的陰陽平衡，新陳代謝才能正常進行，而體內陰陽的調和，需要心和腎發揮其生理功能。

　　腎的真陽上升，可以溫養心火；心火旺盛，能防止腎水泛濫，從而維持足夠的腎陽。同時，腎水反過來可以抑制心火，避免體內過於抗熱而使身體異常。因此，人們說心腎相交，其實從功能上來說，中醫將其稱為"水火相濟"。

人體心腎不交的表現

　　心腎功能相互影響、相互制約，有助於維持整個生命活動，使人擁有健康的身體。相反，出現心腎不交的狀況，內體機能就會出現異常。

　　如果出現腎陰虧虛，或者是心火熾盛，腎水與心火無法相互制衡，陰陽偏向其中的一方，則無法實現體內代謝的平衡，從而無法相濟，如此一來，人容易感覺到心煩氣躁、怔忡不安、失眠多夢等，這是典型的熱性疾病，在醫學上被稱為"心腎不交"。

　　心臟和腎臟之間相互影響，誘發心腎不交的原因很多。如果它們之間的生理功能關係失調，陰虛火旺，就會出現心悸、失眠多夢、記憶力下降等表現。如果長期生病，耗傷精血；思慮過度，則耗損陰血；人房事不節，則大傷元氣，使精氣不足；也有的可能是心火獨亢於上，無法向下與腎相交。

從臨床醫學表現來看，心腎不交會出現如下表現：心氣煩躁，失眠多夢，口舌生瘡，舌質紅，頭暈耳鳴，腰膝酸軟，潮熱盜汗，小便短赤。當身體出現異常，一定要及時從根本上治療，也就是保養好心臟和腎臟的功能。

通過睡眠養心

最好的養心方法是睡覺，因為睡覺是人體全身得以放鬆，各個器官的功能得以恢復。

養心需要注意時間，科學的睡眠養生方法，子時要進入深度睡眠，而午時也要充分休息。首先說子時，其實就是每天晚上的11點到次日凌晨的1點，這段時間體內陽氣初生，體內的陰氣最旺盛。因此，為了第二天有足夠的精氣，必須在這個時候休息好，這樣才能有助於恢復腎陽，如果這個時段還沒有睡覺，陽氣難以升發出來，會使得第二天精神倦怠，無法集中盡力學習或工作。

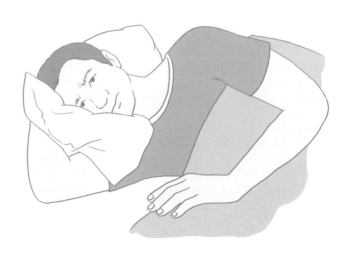

其次是午時，也就是每天上午11點到下午1點，這段時間是心經的當令時辰，是陰氣和陽氣轉換的關鍵節點。此時的養生保健，重點在養陰，因為陰氣足夠了才能避免陽氣過盛，從而實現陰陽平衡，如果破壞陰陽平衡的規律，下午工作就會沒精打采，導致工作效率下降，所以，在這段時間內，一定要適當休息。如果沒有條件上床睡覺，也應該打個盹或者趴着小憩一會兒，這樣對身體是有很大好處的。

按摩內關穴護心

可以通過按摩穴位養心。

內關穴是手厥陰心包經的絡穴，經常按摩內關穴，能夠益心安神、和胃降逆、寬胸理氣。當有人出現胃腸疾病和心臟系統疾病，中醫經常會按摩該穴位進行治療。

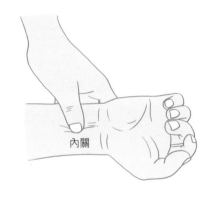

內關穴位於前臂正中，腕橫紋上2寸，在橈側屈腕肌腱同掌長肌腱之間取穴。具體操作方法如下：先把手臂伸開，掌心朝上；緊握拳頭並抬起手腕，此時會發現手臂中間有兩條筋，在離手腕第一橫紋上2寸的兩條筋之間。

有的人會出現面色無華、無精打采的現象，而中醫認為，心主神，其華在面。因此，想要有好的氣色，應該堅持按揉內關穴，經過一段時間，肯定會受到奇效的。由於內關穴位於上肢部位，所以按摩時基本不受時間和地點的限制，可以隨時按摩，有助於調節心律，維持心臟的功能。但是，按摩時不要太過用力，按摩後感覺有點酸脹就行了。

脾腎相濟，
補脾補腎同樣重要

　　脾主運化，是人體的後天之本，腎主藏精，為人體的先天之本。古代人說"脾為五臟之母，腎為一身之根"充分說明了脾臟和腎臟之間的相互關係，以及它們之間對生命的重要作用。所以，男人不僅要養腎，同時要注意健脾。否則都不能實現養生的真正目的。

　　如果腎陽不足，無法溫煦脾陽，或者是脾陽久虛，進而會損傷到腎臟的陽氣，這都會使得脾腎陽虛，表現腹部冷痛、下痢清穀、五更泄瀉等不良症狀。

脾、腎的功能相互影響

　　脾起到運化水液的功能，但是它又必須要有腎陽溫煦蒸騰氣化才能完成。同時，腎中的精氣反過來又需要脾胃運化的水穀精微之氣，只有脾胃氣化的精氣源源不斷地供給腎臟，才能維持好腎臟的功能，也才能維持正常的生命活動。如果脾虛不運，或者腎虛不化，則容易出現水腫、尿少等症狀。

　　由於脾臟的運化需要腎陽的滋養和熏陶。《張聿青醫案》記載：脾胃之腐化，依賴腎中真陽蒸變，爐薪不熄，釜饡方成。可見人們對於脾腎的功能，都是有着共同的觀點的。總而言之，脾胃就是水穀之海，腎就是精血之海。人剛開始形成的時候，需要精血轉化而成，而人後天的成長，又需要脾胃水穀來滋養。沒有腎臟的精血，便無法立形體之基；同樣的道理，如果沒有脾胃後天的水穀滋養，人就無法茁壯地成長起來。由此可見，脾臟和腎臟的功能是相互影響，同時又是同等重要的。

脾與腎的水液代謝相互滋潤

脾在生理方面和腎臟的精血相互轉化，而在病理方面，它們也是相互影響的。腎陽不足，無法溫煦脾陽，便會導致脾陽不振或脾陽久虛，進而損傷腎的精氣，引起腎陽虧虛的狀況。它們都會致使脾腎陽虛。在臨床醫學中，主要表現為兩個方面：消化機能失調和水液代謝紊亂。

然而，人們常說腎為先天，脾為後天，所以，對脾腎兩虛證的治療大法，存在着兩種觀點：一種是補腎不如補脾，另一種是補脾不若補腎，這在醫學界展開了長期的爭論。比如李東垣和羅謙甫，他們注重以補脾立論，認為補脾比補腎更重要；另外，許叔微和嚴用則以溫腎為論，認為補腎更重要。

上面的兩種觀點各有根據，而現實生活中，養生保健還需要根據自身的情況來決定，不能以偏概全，更不能盲目滋補。在養生保健的時候，是補脾還是補腎，需要依據實際情況而定，但因為脾腎相濟，所以不能偏頗任何一方，否則無法達到理想的養生效果。

養腎需要先養脾

中醫認為，冬季萬物收藏，屬於人類養生的好時節。而人體需要以養腎為先，飲食需要以補養為主，從而增強人體的禦寒能力。但是，脾胃的作用也非常重要，只有養護好脾胃的功能，才能更好地吸收食物的營養成分，進而為腎臟提供足夠的精氣，進而實現食物進補的目的。

脾臟是後天之本，氣血生化之源。現代醫學對脾胃的功能進行研究，也為古人的理論提供了足夠的科學依據。中醫所說的氣化過程，從現代醫學理論來說，其實就是人體進食食物後，經過脾胃代謝，然後再轉化為人體需要的能量，最後將能量通過血液輸送到人體的各個組織器官。

　　人的先天脾臟功能比較弱，或者是由於後天的因素導致脾功能的衰退，這都被稱作是脾虛的狀態。脾掌控着食物的消化和吸收，對能量的轉化起着不可替代的作用。平時很多人會患胃腸道疾病，這都是脾虛的表現，相反，這些不良症狀又會使得脾胃氣血更加虛弱。

　　脾胃的功能會隨着年齡的增長而衰退，所以，中老年人不論春夏秋冬，必須首先保養好脾胃，才能保證其他臟器的正常功能，以至於保障整個生命活動正常運轉。

健脾養腎精的三陰交穴

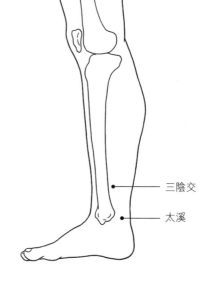

　　人體有很多經絡，經絡上散佈着諸多的穴位，而三陰交就是很重要的穴位之一。按揉三陰交這個穴位，能夠起到健脾益血、調肝補腎的作用。三陰交穴位於小腿的內側，找到腳踝骨的最高點，然後再向上5厘米左右，就是它的具體位置。在人體的足部，共同分佈着3條陽經與3條陰經，在人體的很多區域，它們循行的線路是平行的，但是當這3條陰經循行到腳踝位置，突然相交為一點，所以被稱作"三陰交經"。

三陰交

太溪

　　三條陰經包括了足太陰脾經、足少陰腎經與足厥陰肝經。脾統血液，肝藏血行氣，腎藏精，三陰交穴隸屬於脾經，根據經絡養生的原理，健脾就需要按摩三陰交穴。

肺腎相生，
滋養身體祛除病痛

中醫認為，肺屬金，腎主水，肺金與腎水等同於母子關係，在生理和病例方面，它們都會相互影響、相互制約。肺是水之上源，而腎是水之下源，肺主通調水道，腎為水臟，主津液。由於肺和腎陰液相互滋生，所以被稱為"金水相生"。

由於春天陽氣過盛，而秋天乾燥，這兩個季節都容易使得身體的陰陽不平衡，從而引起疾病。

《紅樓夢》中林黛玉痰帶血絲，有的時候還咳血，身體變得消瘦，可知她的病情已經是由肺及腎了。林黛玉屬於肺腎虛弱，加上生活不如意，思慮過度，從而導致陰血的損傷，使她早早地失去了生命。由此可見，肺腎兩虛都會使人的身體狀況下降，從而誘發各種疾病。

肺腎相生，肺腎同治

《類證治裁》："肺為氣之主，腎為氣之根，肺主出氣，腎主納氣，陰陽相交，呼吸乃和。"就像古代小說人物林黛玉一樣，出現肺陰虛和腎陰虛的狀況，誘發多種疾病，需要採用肺腎同治的辦法，否則無法治好。

肺臟位於上焦，性主肅降，具有掌控人體氣息，通調水道的功能；腎位於下焦，可以升清降濁，主要能夠儲藏精氣，還承擔納氣的作用。因為肺屬金而腎屬水，肺是腎之母，肺陰可以潤養腎陰；而腎陰是諸陰液之本，同樣，腎陰也可以滋潤肺陰。所以，肺臟與腎臟能夠相互作用，有着重要的聯繫。

肺腎各自承擔着自己的職責，但總而言之都是為了維持體內陰陽平衡。當人體出現肺虛現象，人體無法滋生腎水；同樣的道理，如果腎氣虧虛，肺金得不到腎水的滋潤，便會變得亢熱。所以，出現肺腎兩虛引起的不良症狀，需要肺腎同治才能收效，找回自己的健康，否則無法從根本上解決問題。

肺腎保證人體水液代謝

人體要進行正常的運轉，需要進行水液代謝，這是一個極其複雜的生理過程，需要肺、脾、腎等組織器官共同完成。而在津液的生成、輸佈與排泄等反方面，三個方面，肺腎有着其他器官無法替代的功能。

肺位於上焦，起到宣發肅降、通調水道的功能。經過肺的肅降作用，把水液源源不斷地向下輸送，以尿液的形式排出體外，同時又將體內的毒素排出，有助於身體健康。

腎位於下焦，起到主水的作用。經過氣化的途徑，把肺輸送過來的水液進行綜合處理，有助於身體的水液，則會輸送到身體各部位，而不利於身體的水液，便會以尿液的形式排出來。腎臟就這樣控制着津液輸佈和排泄，從而保持體內水液代謝平衡，維繫着生命正常運轉。

肺腎調節人體呼吸運動

從醫學知識來將，肺主氣，承擔控制呼吸的作用。《醫碥‧氣》記載：氣根於腎，故曰腎納氣，其息深深。肺司呼吸，氣之出入於是乎主之，且氣上升至肺而極，升極而降，由肺而降，故曰肺為氣主。人在呼吸的時候，需要進行氣體交換，而肺臟正好為人們提供了場所。腎藏精，有着納氣的作用，而腎具有封藏的功能，可以幫助肺調節人的呼吸，讓呼吸的氣體向下流通，然後受到腎的接納，從而保持呼吸的深度和節律。肺腎的不同功能相互結合，在生理上共同作用，從而維持人的呼吸運動。

補肺益腎的列缺穴

列缺穴是養肺的重要穴位，平時多按摩按摩，對肺的保養有很大的好處。具體方法如下：把雙手的虎口交叉相握，這時左手食指位於右腕的背部，而食指尖下所處的位置，正好是列缺穴的具體位置。列缺穴正好處在三經交會處，所以，按摩該穴位對肺經、大腸經以及任脈的經氣，均可以起到調節的作用。有時候由風寒而引起難以名狀的頭痛，便可以採用按揉列缺穴的方式疏衛解表，此時再用熱毛巾敷住額頭，防治疾病的效果會更好。

除此以外，列缺穴與任脈連接，所以它能夠起到補肺益腎的功效，主要能補肺腎之陰虛，對於因腎陰不足而引起的疾病，如耳鳴、眼睛乾澀、糖尿病等，通過按摩列缺穴，都能起到不錯的效果。

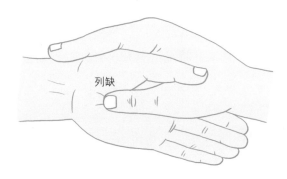

列缺

疏散鬱氣，
增強肝功能

　　在現代社會中，由於人們要承受着繁忙的工作，而且精神壓力越來越大，不少人會出現肚子隱痛、胸悶氣短等狀況，經常會長長的嘆氣，總感覺有很多鬱氣堆積在心裏散發不出來。的確，這很可能就是肝氣鬱結而導致的，所以，應嘗試着疏散肝中的鬱氣。

　　所謂的肝氣鬱結，就是肝的功能無法正常實現，不能及時疏泄體內的氣息，而使得鬱氣堆積在心中。肝能及時疏泄鬱氣，人的心裏就會變得舒暢，而當鬱氣滯留無法排除，可能會變得情緒壓抑。相反，比如生活不如意，經常碰到難以解開的心結，使得情緒抑鬱，長期在心中堆積，便會影響到肝的排泄功能，從而造成肝氣鬱結。總之，不論是哪種原因導致的肝氣鬱結，都應該及時進行調理，否則對人的整個健康都是沒有好處的。

減輕肝臟的負擔

　　肝臟是人體中最大的消化器官，也是解毒器官，所以，肝臟的負擔是很重的。對於患肝炎的人群，應該注意日常飲食，保持要清淡和易消化的食物，盡量少食辛辣、油膩的食物，同時少吃高蛋白和高脂肪的飲食。應該保持胃腸道的通暢，人有時候生病，其實是由於腸道堵塞，體內堆積了過多的有毒物質，因此平時多吃富含膳食纖維的蔬菜，以疏通腸道。

改善肝臟的氣血

常說"肝藏血，腎藏精"，白天活動的時候，血流會向四肢流動，以補給人體代謝需要的能量；相反，到夜間睡覺的時候，體內的氣血會收藏在肝臟裏，以儲存第二天需要的能量，維持着人體代謝的平衡。經過現代醫學研究顯示，當人在白天行走的時候，由於身體是站立的，這時肝臟血流量會減少四成左右；做劇烈運動的時候，肝臟裏的血流量就會更加少了。所以，平臥體位時肝臟供血比較豐富。此外，慢性肝炎也會使肝血流降低，血液的黏度加大。除了注意從生理上保養，還可以通過藥物活躍肝臟的氣血，比如板藍根、五味子、柴胡、豬膽粉等，都是改善肝臟氣血的妙藥。

按摩穴位散鬱氣

中醫認為，脾氣太大容易誘發肝氣鬱結。從中醫經絡學方面來講，按摩穴位疏通經絡，可以解決肝氣鬱結的症狀。能治療肝氣鬱結的穴位很多，可以統稱為"撒氣穴位"，通過按摩撒氣穴位，可以緩解情緒波動，同時起到舒肝養肝的養生保健的功效。

肝失疏泄或情緒抑鬱，均會引起肝氣鬱結。而當肝氣鬱結以後，會出現脾氣暴躁、臉部長斑等。有的鬱氣是生活中帶來的，但有時也是自己的不良心理而產生的。因此，要改變肝氣鬱結的情況，應該改掉脾氣大的毛病，以免損傷肝臟的元氣。同時，可以通過按摩穴位來調節。

人的頭部有三個撒氣穴，分別是角孫穴、風池穴與太陽穴，經常進行按摩，能夠明目醒腦、舒緩疲勞、緩解焦慮，從而很好地養生保健。按摩完角孫穴以後，可能有人會打嗝，其實這是按摩起作用的表現，因而不用擔心。

人的胸肩部兩個撒氣穴，分別是膻中穴和肩井穴，經常按摩，能起到寧心神、解除胸悶等功效。按摩這兩個穴位時，採用大拇指腹稍用力揉壓穴位，每次在穴位上多停留一會，可增強養生保健的效果很不錯的。對於肩井穴，可以用拳頭適當用力敲打，能夠補充大腦氣血，緩解頸部疲勞。

　　下肢有兩個撒氣穴，分別是太沖穴與足三里。對愛發火和憂鬱的人，經常按揉太沖穴，可舒緩不良的脾氣，能防止高血壓、頭痛等疾病。經常按摩足三里穴，能夠舒肝理氣，治療胃病、便秘、腹瀉等疾病。

養肝的注意事項

平時適當多飲水

　　尤其是在初春時節或乾燥的冬季，人很容易缺水，所以要多補充體液，加強血液循環，促進新陳代謝。同時促進消化吸收，有助於排除廢物，有利於養護肝臟。

生活中少飲酒

　　在寒氣較重的時節，少量的酒有助於通經、活血，使得肝臟陽氣之升發。但如果貪杯過量，由於肝臟代謝酒精的能力是有限的，所以很容易傷及肝臟。

保持心情舒暢

　　因為肝喜疏惡鬱，故生氣發怒易導致肝臟氣血淤滯不暢而成疾。首先要學會制怒，盡力做到心平氣和、樂觀開朗，使肝火熄滅，肝氣正常生發、順調。

壯陽補精，
善用腰眼、關元穴

　　中醫學認為，男性朋友只要超過30歲，身體狀況就開始逐漸的衰退，體內的陽氣開始虧損，從而產生不少男性疾病。按照中醫經絡學的研究，男人腎虧虛並不可怕，只需要時常按摩腰眼穴和關元穴，便能對身體進行調理。

　　現代社會中的很多男性，由於工作壓力增加，各種男科疾病侵擾身體，比如腎陽虧虛、腰肌勞損、腰酸背痛等，此時就可以通過按摩腰眼穴和關元穴來調理身體。腰眼穴和關元穴是男人最重要的兩大壯陽穴位，只要學會正確按摩，能起到很好的養生效果，能夠補腎壯陽、溫通經絡同時能理氣和血、補虛益損。

腰眼穴：簡單實用的補腎方式

　　腰眼穴是人體帶脈上的穴位，是腎所在的位置。腰眼穴為經外奇穴，在腰部位置，位於第4腰椎棘突下，旁開約3.5寸的凹陷中。對於身體條件較差的人，一定要每天堅持搓揉腰眼穴，按摩腰眼穴只需要一個簡單的動作，但是對腎的保健作用卻很大，因為它可以使氣血流通更順暢，使下腹的臟器功能得以增強。

　　腎屬於喜溫惡寒的臟器，用力按揉腰眼穴，感覺到穴位週圍的肌肉溫熱即可，可以避免寒氣侵入腎臟，因而能夠使腎陽充足，強腰壯腎。中醫認為，用手掌心搓揉腰眼穴，除了疏通帶脈和強壯腰脊的作用，還有聰耳明目、固精益腎的功能，能夠延年益壽。中老年人年齡大了，往往體弱多病，每天堅持搓腰眼，能夠防病保健，保持腰背的直挺，不容易出現駝背的狀況。

　　從現代醫學的角度講，經常按摩腰部肌肉，能夠讓身體裏毛細血管網擴張，從而加快血液循環，有助於排除體內的代謝廢物；能夠刺激神經末梢，使神經系統變得溫和，對體內組織有修復作用，增強腰肌的耐力。因此，平時經常按摩腰部，有助於調理慢性腰肌勞損，同時對急性腰扭傷也有不錯的效果。很多上班族出現椎間盤突出症，刺激腰眼穴會有不錯的防治效果。

腰眼穴的正確按摩方法

　　腰眼穴可以進行自我按摩，具體方法如下：關鍵是找到第4腰椎棘突的水平線。怎麼能找到該穴位呢？先用雙手叉腰，反手可以摸到腰間的骨頭，在解剖學當中，專業術語叫做"髂脊"，髂脊和第4腰椎棘突正好相平行。然後，由正中線開始量，隔出一個手掌的距離，就是腰眼穴所的具體位置。

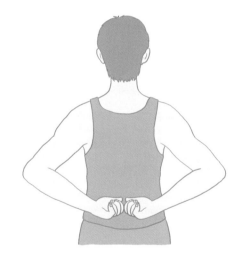

　　按摩腰眼穴時，先端坐身體，雙手握拳，然後自然背向後面，把雙手食指放到腰眼穴，開始做旋轉用力按揉，感覺到肌肉優點酸脹就可以了。一般每次按揉五分鐘左右就可以了，長期堅持按摩，肯定會有很好的強腰健腎作用。

關元穴：男性養腎的要穴

　　關元穴的位置其實和腰眼穴差不多的，中醫記載，關元穴在人體"陰脈之海"的任脈，肚臍以下3寸的位置，被稱作"下丹田"，能夠培補元氣、強身健體。將手掌四指併攏，其寬度就是同身寸的3寸。因而在尋找關元

穴的時候，先從人體正中線上開始，由
肚臍朝下量3寸。中醫認為，關元穴是
"為男子藏精，女子蓄血之處"。也就是
説，關元穴可以收藏人體的精氣，經常
刺激關元穴，可以發揮很強的補益功效，
具體來説就是補腎壯陽、理氣和血的功
效。因為關元穴能夠對腎臟起作用，所
以對於與腎相關的泌尿、生殖系統疾病，
均可以通過按揉關元穴來防治。具體歸
納起來，關元穴主要能治療如下疾病：
遺精、陽痿、早泄等男科疾病，還有疲

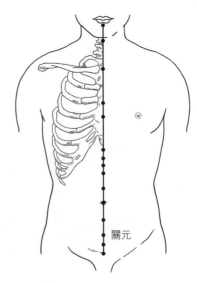

關元

憊乏力、中風脱證、失眠健忘等氣血不足引起的症狀。

關元穴的正確刺激方法

關元穴的按摩方法：根據介紹的方法尋找到穴位，然後準備按摩工
作。把掌心搓熱，使雙手由內向外發出的熱，溫度自己把握，至少堅持搓
揉1分鐘，自己感覺到掌心發燙後停止。隨即將掌心放到關元穴，稍稍用
力按揉皮膚表面，但是不要太向下的力，只需輕柔地做回旋形動作。逐漸
加快頻率，同時擴大按揉的範圍，感覺身體週圍發熱就可以了。

艾灸的方法：在中國民間，艾灸是常用的刺激穴位的方式。艾灸能夠
溫經通絡，從而起到養生保健的功效。使用其熏蒸穴位，能夠刺激穴位局
部血管，從而加速氣血的循環。先將艾絨拈成圓錐狀，大小與拇指指甲差
不多就行了。將艾絨的上面點着，保持和皮膚3厘米左右的距離，只要自
己感覺到溫熱即可，需要注意不要燙傷皮膚。每天堅持艾灸10分鐘，長此
以往，能夠使丹田的真氣逐漸升騰，可以強腎健腰。做過艾灸以後，人會
感覺到非常輕鬆。

第3章

食療養腎
強腎固精.............

人隨着腎精升發而生長發育，隨腎精衰退而而衰老，腎精陰陽失調而產生疾病。中老年男性腎精不足，全身潮熱、盜汗現象時有發生，還會出現遺精、陽痿、尿頻尿急等症狀。用好本草，配合日常飲食，調理腎精，能有效改善腎氣虧虛的現象。

鴿肉：
補腎壯陽

中醫認為，沒有足夠的腎氣推動生殖器充血，男性腎精不足，沒有足夠的行房時陰莖就難以勃起。從西醫的角度來看，陰莖的海綿體充血不足導致男性陽痿。中醫認為，陽痿症狀可以通過食用雌鴿燉湯，同時經常按摩自己的腎經，得以改善。

鴿肉能夠入腎養精

人們常説"一鴿勝九雞"，中醫認為鴿子對腎、脾、肝等都有滋補的功能。

中國的文字造字博大精深，從"鴿"字來分析，人們認為可以解釋為"喜歡交合的鳥"。的確是這樣，鴿子有極強的繁殖力，因為它們能分泌大量的性激素。種種現象表明，鴿肉對男性具有養腎補脾重要的功效。經常吃鴿子肉，或者喝鴿子肉燉的湯，能增強男性性能力。

鴿肉養精食療的方法

男性腎氣不足而造成的陽痿，倘若想要通過食療，那就需要考慮補足腎氣，並且這股氣必須可以下到達腎。多種動物的五臟六腑對人體都有補益的作用，但鴿肉見效比較快，因而始終受到男性朋友的追捧。男性補腎氣，可以自製鴿肉木耳湯，具體方法如下：

鴿肉木耳湯

材料　雌鴿1隻、木耳30克、食鹽適量

做法　雌鴿宰好洗乾淨，切開成大塊；木耳浸發洗淨。燒開一鍋水，放入鴿肉和木耳，先用大火煮開，轉慢火燉煮2小時即可調味食用。

功效　鴿肉木耳湯主要用來補腎氣的，治療因缺乏腎氣而造成的陽痿。對腎陽虛弱證，男性的陰莖不能快速勃起，常感覺頭昏耳鳴、四肢冰冷等現象，這道菜也有補益作用。同時，對於陰虛火旺證造成的性功能低下的問題，它也有一定的調理作用。

宜忌　患有風寒感冒的人，不能食用鴿肉木耳湯，因為容易導致風寒邪氣的深入，從而加重病情。

【按摩腳心治療男性陽痿】除了食療以外，經常搓腳心也是不錯的方法。人的足底是全身的重要反射區，尤其是足底有湧泉穴，是腎經上對腎起重要作用的穴位。所以，經常按摩腳心，自然能夠培補腎氣了。按摩大腿的內側，能夠疏通肝經和腎，經常按摩或針灸，能夠補足肝經和腎經的氣血，避免氣血受到阻礙。由於腎經管人的腎氣，腎氣足則性能力強，所以按摩腎經是增強男性性能力的重要方法。按摩腎經的操作如下：

晚上臨睡前，用熱水洗完腳，然後端坐在床上，把雙手掌放在一起搓揉，等到發熱以後再放到足心區域，左右個搓揉108次。然後雙腳腳掌相對，兩膝蓋朝外展，兩手掌心朝下方，從兩膝內側開始推揉，一直移動到腹股溝，每條腿各推揉108次。堅持一個月左右，可以明顯補益腎精。

栗子：
益腎養精

　　中醫認為，栗子有益腎氣、健脾胃的作用，栗子在秋天成熟，正好供人在冬天食用，所以男性朋友冬季養腎精，板栗是最好的選擇。

　　栗子也被稱為板栗或毛栗，歷來具有"乾果之王"之美譽。營養分析，栗子富含糖分、澱粉和蛋白質，尤其是糖分和澱粉的含量超過了百分之七十。不僅如此，栗子還含脂肪、維他命以及鈣、磷等礦物元素，

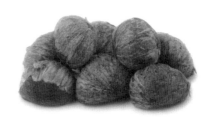

這些營養元素對人體都有巨大的作用。中醫認為，栗子性味甘、溫、無毒，入脾、胃、腎。經常吃栗子對腎、脾、胃都有好處的。

板栗的補益功效

　　歷代中醫認為，栗子屬於溫性食物，對人的脾臟、胃臟和腎臟有不錯的補益作用，具體來說，就是能夠起到補腎強筋、補脾健腎的效果。同時，對於因脾胃虛寒引起的慢性腹瀉，還有腎精不足而導致的腰酸膝軟、小便頻多，以及金瘡、折傷腫痛等疾病，栗子都有補益功效。

　　栗子對人體基本沒有什麼不良影響，一般人都可以食用。通常情況下，用栗子搭配大米煮粥，可以補腎強筋骨，還能夠健運脾胃，解決食慾不振的現象，特別適合脾胃不好的中老年人。俗話說："腰酸腿軟缺腎氣，栗

子稀飯賽補劑。"因此，對由於腎氣不足而出現腰膝酸軟、體質虛弱的人，平時應該多吃些優質的栗子。

需要注意的是，雖然栗子對人體健康有益，但是由於它不容易消化，而且吃多了容易滯氣，會加重脾胃的消化負擔。所以吃栗子要注意控制份量，並應慢慢嚼細。

補腎養精的膳食配方

要挑選外殼褐色、質地堅硬、表面光滑、無蟲眼、無雜斑、呈半圓狀的板栗。栗子用於煮粥或熬湯。對腎氣虧虛的中老年人來說，喝粥既能飽肚，還能養生保健，真可謂是一舉兩得。

板栗糯米粥

材料　栗子肉25克、糯米100克

做法　把糯米和栗子淘洗乾淨以後，往鍋裏加入適當的清水，再把糯米和栗子放入鍋中，用溫火來煮粥，感覺煮熟以後，加入適量白糖或紅糖即可食用。

功效　對脾胃不好和腎氣虧虛的現象，有治療效果。對老年人腎虛腰酸背痛、步履蹣跚、脾虛泄瀉等症狀，有很好的調理功效。

板栗核桃粥

材料　大米100克、板栗50克、核桃仁50克

做法　先把大米淘洗乾淨，板栗和核桃切成粒。往鍋裏加入適量的清水，先用大火把水燒開，隨即放入準備好的大米，然後換為中火煮，等到大米開花以後，再放入板栗和核桃仁，用文火煲15分鐘左右，最後以鹽調味即成。

功效　對於虛脾腎不足的人群，經常吃這道粥能起到不錯的補益功效。對腎精不足引起的頭暈耳鳴、小便頻多等現象，也有調理作用。

宜忌　不能吃得過多，否則容易對人的脾胃會造成損傷。

板栗杞子煲雞

材料　雞肉100克、板栗15粒、生薑5克、枸杞子10克

做法　把雞肉切成小塊，放入開水中焯一遍，在放到湯鍋中。隨後把枸杞子、板栗和生薑全部放到鍋裏，注入適量的水或高湯。先用大火把水燒開，然後調成文火煲60分鐘左右。最後加鹽調味即成。

功效　雞肉益氣補血，生薑發汗散寒，枸杞補腎益精、養肝明目，板栗益氣補腎。此湯食用後有助於腸胃吸收，對腎氣虧虛、胸悶氣短、食慾不振等，都有不錯的調理作用。

栗子豬肉湯

材料　栗子肉250克、豬瘦肉200克

做法　把材料放入鍋中，然後加入適量清水，用溫火同煮，煮熟後加入適量的調料即可食用。

功效　此湯具有益氣養血、補腎滋陰的功效。對於用於年老體虛或患有慢性支氣管炎的人群，有不錯的調理效果。

板栗酒

材料　板栗120克、白酒500克

做法　把板栗肉清洗乾淨，弄成小碎塊後裝入酒瓶（酒罐）中，然後注入白酒後封蓋好，擱置在能見光但是背陰的區域，每天搖動酒瓶一次，半個月以後就可以開封使用了。

食法　每天早、晚各飲用一次，每次大約15毫升。

功效　此酒能夠補腎助陽。對陽痿、滑精、精神不振等狀況，均有調理效果。栗子具有補腎助陽、健脾開胃的作用。用板栗來泡酒，板栗的藥效能夠借助酒力而行藥勢，能夠更好地發揮它的藥理功效。體弱的人群可長期服用，能夠延年益壽。

豆類是最好的
補腎食材

　　很多男人身體出現了問題，特別是腎精不足的情況屢見不鮮，有不少人花費高價去購買各種各樣的滋補品，而忽視了實際生活中最重要的食物。有的人為了增強身體，每天大魚大肉，不但沒有滋補好身體，反而是自己的體質越來越差。平時經常大魚大肉，會妨礙氣血的流通，不利於對腎功能的保健。人的腎是主水的習性，喜歡濕潤而不喜歡燥熱，所以燥熱的食物吃得過多，容易損傷腎的功能。腎功能不好，體質就會下降。其實生活中能調理腎功能的食物很多，豆類就是很好的滋補品。

　　中醫以為，豆類、蔬菜的共性是性平，對腎精有很好的滋補作用，尤其是脾胃虛弱的人應該適當多吃一些。不同的食物種類，食療作用也有所區別，所以日常飲食中要區別對待。

豇豆可以補腎健脾

　　豇豆就是平時常見的長豆角，它分為長豇豆和飯豇豆。豇豆具有健脾、和胃的功效，最關鍵的是它可以補腎，所以男人補腎，豇豆為佳。

　　《本草綱目記載》：豇豆可以“理中益氣，補腎健胃，和五臟，調營衛，生精華”。可見豇豆對於男性滋補腎氣是很不錯的。豇豆常作為蔬菜食用，有一種叫做飯豇豆的豆種，可以與大米一塊煮粥，也可以用來製成豆沙餡，用來做餡餅。豇豆一般不講究食用範圍，正常人都可以食用。特別是腎虛、糖尿病、遺精等患者應該多進食。

對於豇豆的具體吃法，既可以用來燉湯，又可以用來煲粥。在此，主要推薦大家用來燉雞肉，可以起到很不錯的藥理效果。

豇豆燉雞

材料　豇豆100克，藤藤菜30克，雞肉100克，然後再備齊料酒以及其他調料

做法　先把雞肉洗淨，切成一塊一塊的，然後將豇豆、藤藤菜切成小段，把雞肉和豇豆一同倒入鍋裏，再加入清水，同時把調料全部加入其中，加大火使勁煮沸，等到雞肉和豇豆燉爛以後，取出即可食用，味道鮮美可口。

腎豆是補腎的高手

腎豆的外觀呈規則形狀，全身佈滿紅色經絡花紋，看起來像腎臟一樣，因而被稱為"腎豆"，有的人又稱為"神豆"。相傳腎豆是朝廷貢品，民間每年都會用腎豆貢奉朝廷。腎豆性平和，味道甘美，有极其豐富的營養，長期食用具有滋陰壯陽、強身健體、倍增力量等功效。平時愛吃大魚大肉的男人，如果不想自己得肥胖症，可以通過食用腎豆來降低脂肪的生成。比如用腎豆和肉類燉煮，既能增加食物的口感，還能降低肉類中的脂肪，即便多吃一些肉，也不容易發胖。對於腎虛或者體質較差的人，多吃一些腎豆，滋補的效果會很好。

腎豆是補腎高手，通常用來燉肉或者煲湯食用。

腎豆燉排骨

材料　腎豆、排骨、枸杞、生薑適量

調料　鹽、黃酒等適量

做法　首先用清水把豆和排骨再把它們切成適當的塊；把排骨放入鍋中，用慢火燉煮，再把排骨的血水焯去；把腎豆和調料一起放入鍋煲熟，再添加鹽和黃酒，取出以後即可以食用了。

功效　這道菜具有健脾壯腎的功能。

黑豆與刀豆：補腎之寶

　　豆類幾乎都具備補腎的功能，比如黑豆、扁豆、刀豆等。

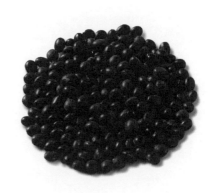

　　黑豆，性平味甘，屬於低熱量的食物，而且富含高蛋白，具有清熱解毒、補腎壯陽的作用。《本草綱目》記載："黑豆入腎功多，故能治水、消脹，下氣，治風熱而活血解毒。"平時經常吃黑豆的人，往往很少生病。黑豆的吃法相對簡單，首先把黑豆浸泡一晚上，然後加入適量的食鹽一起煮，當作下酒小菜或者零食食用。需要注意的是，黑豆不適宜生吃，特別是腸道消化不良的人群，生吃容易出現脹氣的狀況。

　　刀豆性溫味甘，也是很好的補腎食物。長期食用刀豆，能讓人精神振奮，精氣旺盛。腎虛腰痛的人群，可以多食用刀豆來防治，有很不錯的療效。刀豆可以和糯米煮粥，嫩刀豆可以和瘦肉烹炒，色澤鮮美，味道可口。

喝豆漿來補腎

　　豆漿是生活中常見的飲品，很多人早餐的時候都會吃，但是很少人關注它的價值所在。豆漿對人體有很多好處：可以降低人體的膽固醇，對高血壓、高血脂、冠心病等有不錯的防治作用。同時，男性喝豆漿可以平補肝腎，延緩衰老，是中老年朋友不錯的選擇。豆漿在一年四季都能食用。不同的季節能起到不同的作用。在春季和秋季飲用豆漿，可以滋陰潤燥，調和陰陽，平衡新陳代謝；夏季可以消暑降溫、生津解渴；冬季飲用能夠祛寒暖胃，增強身體的抵抗力。豆漿已經融入了人們的生活，可以變換豆漿的吃法，豐富飲食的花樣，比如豆漿和綠豆、枸杞、大棗等共同食用，會起到意想不到的效果。

核桃配韭菜，
補腎健腦

　　核桃被稱為"長壽果"，它的外形看起來就像人的大腦，有極高的營養價值，具有健腦益智、補腎益精的功效。而韭菜被稱作"壯陽草"，具有健胃、提神等功效。在生活中注意營養搭配，往往發揮食物最大的營養價值。特別是核桃和韭菜搭配，補腎效果非常顯着。

　　核桃看起來就像人的大腦，有着堅硬的外殼，但核桃仁卻有細膩質感，具有脆而香的特點，能夠補腎固精，強筋健骨。對於腎虛腎虧的男性，核桃是再合適不過的補品了。核桃性溫味甘、無毒，有健胃、補血、潤肺、養神等功效，具有極高的藥用價值。《神農本草經》裏講到，長期吃核桃仁，可以輕身益氣和延年益壽。不論是生吃還是熟吃，味道都香脆，而且營養價值很高。

　　韭菜是常見的食材，生命力非常旺盛，即使在只有很少泥土的岩縫中也能生長。《本草拾遺》記載：韭菜溫中、下氣、補虛、調和臟腑。由此可見，韭菜具有益脾健、溫中行氣、溫腎壯陽等獨特的功效。韭菜的種類很多，但不論是哪類韭菜，味道都特別好吃，而且煮、炒等不同烹飪方式製作出來的菜餚，它的味道都會別有一番風味。

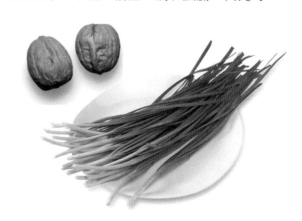

最佳組合：韭菜炒核桃

　　核桃有補腎健腦的作用，而韭菜也有同樣的功效，那麼，將這兩種食物搭配起來製作菜餚，藥理的功效將會更加的明顯。具體的製作方法如下：選在鮮嫩的韭菜，還有比較飽滿的核桃仁；把韭菜清洗乾淨後切成1厘米左右的小段，把核桃仁放入油鍋中炸熟（變成黃色即可），隨即將切好的韭菜倒入鍋中，與核桃仁一起煸炒，感覺到香味四溢時，加入適量的食鹽以及其他的調味品，然後出鍋就可以食用了。

油炸核桃雞塊

材料	麵筋400克，核桃仁100克，香菇200克，雞蛋4隻，萵筍50克，還有生粉、大蒜、清湯，還要齊備相關的調料
做法	把核桃仁、萵筍、香菇等切細，萵筍、大蒜、香菇要切成薄片，其他的可以切成碎塊。再把核桃仁放入開水中燙一下，用準備好的麵筋裹住核桃仁，製作成雞塊，然後放入沸水中煮3分鐘左右（主要為了定型），撈出把水分晾乾。將雞蛋打入碗中，往裏面加適量的生粉和水，攪拌均勻，將準備好的雞塊在蛋糊中滾一遍，黏上一層蛋糊即可。最後，把製作好的黏有蛋糊的麵筋雞塊放入油鍋中炸熟，撈出冷卻後就可以食用了。
功效	此菜清脆可口，同時具有健脾開胃、補腎潤肺的功效。

核桃不能與雞肉搭配

　　核桃雖然味道很好吃，而且營養價值很豐富，但是千萬不能貪嘴多吃。中醫學認為，核桃富含油脂，過量食用會使人上火、噁心，所以，上火、腹瀉的人群不能吃核桃。患有肺炎、支氣管擴張的人群，盡量不要吃核桃仁。吃核桃仁的同時，盡量不要飲濃茶。平時很多人吃核桃時存在誤區，就是把會把核桃仁表面的褐色薄皮去掉，其實這部分同樣是有營養的，因而不應該剝掉這層皮。

　　與其他的食物一樣，核桃也同樣有禁忌搭配的食物，比如它不能和野

雞肉搭配食用；核桃不應該和酒一起進食。宋朝醫學著作《開寶本草》記
載：“飲酒食核桃令人咯血。”為什麼？因為核桃屬於性熱的食物，吃多了
很容易上火，同時，白酒也屬於甘辛大熱類的食物，所以一同食用會導致
身體大熱，血液流通加速，從而影響人體代謝平衡。特別是患有氣管擴張、
肺結核患等疾病的人，不要飲酒，更不應該將核桃與酒類共同食用。

食用韭菜方法多

　　韭菜常用炒或煮的方法製作，既可以當主菜也可以用作配料使用。食
用韭菜有助於補腎養肝。

韭菜炒豬肉

材料　韭菜、鹹豬肉片、大蒜、紅蘿蔔花、小葱段適量

做法　把油倒入鍋中燒熱至7成左右，把鹹豬肉片放入油鍋烹炸，感覺炸脆以後取出
　　　來。再把韭菜花飛水後，加入少量的味水略炒後倒出。最後，鍋內放少量的油，
　　　放入料頭炒香，在把炸好鹹豬肉片放入，加入韭菜花以及其他的調料，炒勻
　　　之後馬上亮油起鍋即可食用。

韭菜食用要控制數量

　　韭菜是常用的食材，普通人群不需要忌口。韭菜中富含膳食纖維，能
改善腸道，潤腸通便。所以，便秘人群食用最好，但是要注意控制數量，
否則又會出現腹瀉的症狀。

　　陰虛但是內火旺盛的人，還有胃腸虛弱但是體內過熱、患有潰瘍病的
人盡量不要食用。韭菜不能和蜂蜜、牛肉一起食用。韭菜能壯陽益腎祛寒
之功，但也會刺發皮膚瘡毒，所以皮膚過敏，患有皮炎的人不要吃韭菜。
除此以外，炒熟的韭菜隔夜以後不要再食用，不利於身體健康。

海產品
讓男人不腎虛

腎臟食療用什麼比較好，也許是很多人的困惑。從中醫角度來分析：自然萬事可分為金木水火土，也就是平時所說的"五行"，中醫講五行相生相剋。從自然界轉到人體，中醫認為自然的規律同樣適用。人體有五臟六腑，中醫歸納為肺金、心火、肝木、腎水、脾土，而且認為運行規律與自然界是一樣的。可以得知，腎臟屬水，因此要"水"來滋養，再結合中醫膳食搭配的規律，水生食物是補腎的良藥。

貝類能夠滋陰養腎

貝類屬於海鮮的一種，因有堅硬的外殼而得名。在平時生活中，很多人不喜歡吃貝類，因為感覺食用起來很麻煩，其實貝類是養生的好食物。常見的貝類有牡蠣、貽貝、蛤等。

西方人喜歡吃牡蠣，不僅是因其味道鮮美，更重要的是有極高的營養價值。所有的貝類，貝肉都特別細嫩，蛋白質含量高，脂肪含量少，而且含有碘、鋅、硒、銅等元素，同時它們的營養比例非常好。在貝類中，牡蠣含的鋅元素成分是最高的。中醫認為，貝類有益精潤髒的功效，還有滋陰明目、軟堅、化痰之的作用。

對於男性養精補腎，給大家推薦貝類中的花蛤。花蛤富含高蛋白，多種氨基酸，較少的脂肪，鮮嫩的肉質容易消化，是很好的營養、綠色食品。

　　總而言之，貝類的坎水之氣非常多，能防治很多疾病。如果體質偏寒性，多吃貝類，能夠補肝腎、益精血。

海參可以調肝養腎

　　中醫認為，海參味鹹、性溫，能夠補腎益精。很多中醫學着作記載：海參填精、養血（滋陰）、益氣、療陽痿（助陽）。就生長屬性而言，海參屬於水生植物，恰好符合五行屬性。同時，海參既冬眠又夏眠，冬眠的時候，在水下守住體內的真陽，等待春天生機勃發；夏眠的時候，又能保住體內的真陰，為秋冬貯備生存的精氣。因此，海參既能滋陰又能補陽，這種獨特的作用在眾多的水生食物中都是不多見的。

羊肉海參湯

材料　水發海參20克，羊肉100克，
　　　　適量的生葱、生薑

做法　先把海參、羊肉切成薄片。往鍋
　　　　裏加入適量清水燒開，把生薑、
　　　　生葱加入沸水，稍後把海參和羊
　　　　肉放入，等到煮熟以後加入調味
　　　　料。

功效　補腎壯陽，益氣滋陰，並且能防
　　　　治因為腎虛而出現的疾病。

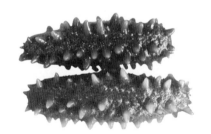

魚類可以補虛益精

　　腎氣虧虛的人適當吃魚肉是有好處的。魚類生活在水中，得到了坎水之氣，能夠補益腎臟，所以它是實用的補腎益精食物。

草魚能夠溫中補虛

草魚的肉很好吃，因此經常成為餐桌上的美食，能暖胃、平肝祛風，溫中補虛的上佳食物。草魚可以用水煮或紅燒。草魚與豆腐搭配，能補中調胃、利水消腫。除此以外，草魚和油條、蛋類一同蒸熟後吃，對中老年人有溫補的功效，有助於健康長壽。

黑魚能夠補肝益腎

黑魚性寒、味甘，歸脾、胃經，具有補肝益腎、補脾利水、清熱祛風等作用。對於容易過敏和體質弱的老年人，盡量少吃黑魚，以免引起腹瀉、嘔吐等不良反應。

鰱魚能夠溫中益氣

鰱魚富含膠質蛋白，具有健身、美容的功效。最重要的是，它能補中益氣、暖胃健脾，容易過敏的人同樣要謹慎食用。

帶魚能夠補虛養腎

帶魚具有暖胃、補虛的功效，對人體五臟六腑都有補益作用。但是由於帶魚本身腥氣較重，烹製的時候可以加入適量的糖或醋，以祛除腥味。

五黑食物
補腎虧

　　中醫學認為，食物的五色入臟腑，其中黑色的食物入腎，具有補腎健脾的功能。黑色食物的養精效果，很早就得到了中醫學養生專家的認可，對腎的滋養和保健，黑色食物功不可沒。黑色食物富含微量元素與維他命，而這些物質具有強大的抗氧化功能，保護腎氣的存在，從而避免人體過早衰老。眾多黑色食物，如黑木耳、黑芝麻、黑豆、黑棗等都是養腎強效的好食物。

黑芝麻滋肝補腎

　　中醫藥書記載：〝黑芝麻性平味甘，有補肝腎、益精血、潤五臟之功效。〞對因肝腎精血不足引起的眩暈、白髮、脫髮、腰膝酸軟、腸燥便秘等有較好的食療保健作用。長期食用黑芝麻，可以延緩衰老。

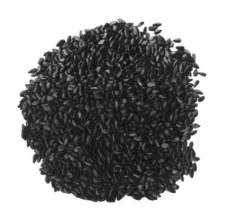

　　現代營養學家分析證明，黑芝麻中含有豐富的人體必需氨基酸，還有大量的維他命，有助於調節人體代謝；黑芝麻含富含鐵和維他命E，能起到預防貧血、活化腦細胞、消除血管膽固醇等作用。黑芝麻具有很好

的滋補肝腎的功效。絕大部分人進入中年或老年後，經常會出現頭昏眼花的狀況，這都是由於肝腎的氣血不足、腎氣虧虛而導致的。經常以黑芝麻作為食材，可以很好地補腎。

黑豆補腎降脂

黑豆味甘性平，不但形狀像腎，而且還有補腎強身、活血利水、解毒、潤膚的作用。特別是對於腎虛的中年男性，有不錯的養生效果。

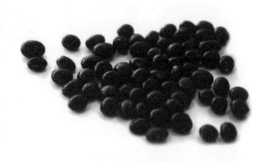

研究表明，黑豆富含各種營養豐富的成分，含量最高的是蛋白質，其含量高達36%~40%，蛋白質的含量是肉類的2倍、雞蛋的3倍、牛奶的12倍；黑豆含有種類豐富的氨基酸，還有不飽和脂肪酸，這些物質對人體都有很好的保健作用。在現代生活中，很多人出現肥胖症，體內的膽固醇高居不下，而黑豆當中基本上沒有膽固醇，只有不容易被人吸收的植物固醇，多吃避免引起"富貴病"。

黑棗養血補中

黑棗性溫味平，具有益氣生津、平胃健脾、補血助陰等功效。平時用大棗的乾品泡製而成，補益作用比新鮮的大棗還要好。黑棗與紅棗相比，黑棗的養血補中作用更明顯，因為黑棗富含維他命，能增強體內免疫力。黑棗富含膳食纖維與果膠，有助於消化和軟便。同時黑棗富含蛋白質、脂肪、糖類等營養物質，具有很高的食用和藥用價值。黑棗補血和作為調理藥物，可以預防貧血、肝炎、失眠等。對黑棗的食用，可以與黑米（或黑糯米）一同熬粥，食用後可以增強食慾，補足肝腎的氣血。

黑米補腎抗衰

黑米屬於一種常見的糧食，可以藥食兼用，有開胃益中、滑澀補精、舒經絡學等作用，中老年人經常使用，可以延緩衰老。

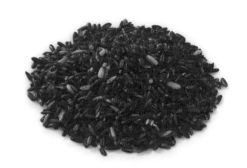

黑米通常用來煮粥。在煮粥時，可以先用溫水浸泡幾個小時，最好是頭一天晚上浸泡好，第二天早上用來煮粥當早餐食用。在淘米的時候，不要太過用力，以免將營養成分浪費掉。另外，在煮黑米粥的時候，最好用高壓鍋烹煮，這樣能避免黑米的香味散失，煮出來的粥味道更香，而且營養更豐富。需要注意的是，消化能力差的人，不要吃太濃的黑米粥，以免損傷脾胃。

生精益髓
要喝養身粥

有句話説"腎藏精"，腎臟具有儲藏精氣的作用，而精氣是構成人體的原始物質，人之所以有生命體征存在，就是有腎精作為物質基礎。而滋養精氣，飲食調理是好方法，而飲食中的養生粥又是食療上品，平時應該多吃。

人們隨着年齡增長，出現腎虧腎虛，頭上滿頭白髮。針對這種情況，每天堅持喝一碗養生粥，養足體內的腎陽，可以減輕白髮、脱髮的現象。

人們食用養生粥，進食的食物通過脾胃消化吸收，營養成分被輸送到五臟六腑，成為臟腑的精元，使得臟腑有充沛的精氣。接着精氣會進一步儲藏在腎中，當五臟六腑需要營養的時候，腎臟便會把儲存的精氣輸送到五臟六腑，就這樣循環往復通過腎臟的補給和儲存，維持着日常的生命活動。

如果腎臟功能先天發育不好，生長發育會變得很緩慢，也就是人們常説的發育不良。但從面容上看，通常會出現面黃肌瘦的狀況，面容變得蒼老。食療養生粥一年四季都可以使用，特別是冬季的時候，人們的食慾大增，可以多吃一些養生粥，但是一定不能暴飲暴食，否則會物極必反。

五草養腎粥補腎助陽

五草養腎粥

主料　羊腎2個、肉蓯蓉30克、羊脂120克（全部切成薄片）

輔料　胡椒、陳皮、蓽茇和草果各6克

調料　大葱、生薑等適量

做法　把肉蓯蓉、蓽茇、陳皮、胡椒和草果用紗布袋裝起來，然後把口袋的口封閉；把羊腎、羊脂等放入鍋中，再把裝好材料的布袋一起放入鍋裏，煮熟後加入葱、薑等調料，就能夠食用了。

功效　虛勞日久、腰膝疼痛無力、陽痿等疾病患者，食用起來效果很好。因為中醫認為，羊脂味甘，性溫，能補腎養血、祛風化毒、溫中止痢。肉蓯蓉味甘、鹹，性溫，可補腎陽、益精血。陳皮味苦、辛，性溫，可以理氣健脾。此粥可以起到補腎助陽、生精益腦的作用。

蘋果粥開胃生津

蘋果粥

材料　新鮮的蘋果和大米適量

做法　把蘋果去皮，洗淨後切塊。把大米淘洗乾淨，然後放入鍋中，加入清水開始煮，等到水煮沸以後再放入準備好的蘋果，煮熟以後加入白糖或紅糖，再開溫火熬製兩分鐘即可食用。

功效　冬天最適合補腎陽，而蘋果粥就是很好的補品，能生津、潤肺，而且能夠開胃，增強人的消化功能。對於疲倦乏力、食慾不開的人，有不錯的食療作用。

胡蘿蔔粥開胃健脾

胡蘿蔔粥

材料　胡蘿蔔350克、粳米100克，調料若干，葱花、薑末等佐料適量

做法　把胡蘿蔔洗淨，然後切成細絲，然後再用沸水煮一下備用。往鍋裏加入清水，把掏乾淨的大米放入鍋中煮，等到大米快煮熟時，把胡蘿蔔加入進去一同煮，煮熟後加入調料即可食用。

功效　胡蘿蔔性味甘、平，具有下氣利胸膈、補中安五臟的功效，同時對於皮膚乾燥、粗糙、腸胃不適等人群，食用後有不錯的調理效果。

黑芝麻粥滋補肝腎

黑芝麻粥

材料　黑芝麻25克，粳米100克

做法　先把黑芝麻淘洗乾淨後曬乾，炒熟以後磨成粉。往鍋裏加入適量清水，放入大米開始煮，等到大米煮爛後，加入準備好的芝麻，然後繼續煮兩分鐘後即可食用。

功效　黑芝麻能夠潤腸通便、滋補五臟、強健筋骨。此粥能起到滋補肝腎的功效。同時，還適用於病後身體虛弱、生白頭髮、婦女產後乳少等人群。

菊花粥清肝明目

菊花粥

材料　菊花30克、粳米100克

做法　先把菊花清洗乾淨，往鍋裏加入適量清水，然後放入菊花，煮一段時間後，去掉菊花雜質而取菊花的汁，然後放入粳米煮粥，即將煮熟時調入白糖，再煮兩分鐘即可。

功效　冬季氣候很乾燥，容易上火，菊花粥正好能起到散風熱、清肝明目的功效。同時對風熱型感冒、心煩咽燥、目赤腫痛等病症，也有不錯的調理效果。

白木耳潤肺健脾

白木耳粥

材料　粳米250克，白木耳15克

做法　先把銀耳用溫水浸泡待用，把粳米放入鍋裏，加入適量的清水，煮一會後再放入白木耳同煮，煮熟後加入調料即可食用。

功效　白木耳能滋陰潤肺、開胃生津，是一種難得的滋補佳品。此粥最適合在乾燥的秋季食用，能起到潤肺止咳、益氣補腎的功效。

枸杞粥滋補肝腎

枸杞粥

材料　枸杞子15克，白粳米50克，白糖適量

做法　把準備的材料加入鍋裏（最好是砂鍋），注入適量清水，等到粳米煮爛以後，加入白糖作為調料即可食用。

功效　枸杞粥能滋補肝腎、明目補虛。對於肝腎陰虧、腰酸腿軟的中老年人，食用後能起到不錯的調理效果。

杜仲：
補益腎精

　　杜仲作為藥用有很悠久的歷史，而且在臨床醫學中被廣泛地應用。對杜仲的藥理分析，最早出現在《神農本草經》中，後來在很多醫學書籍中都有記載。

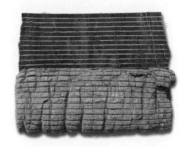

　　杜仲是一味名貴滋補藥材，其藥用部位主要是樹皮，具有補肝腎、強筋骨、降血壓等多重功效，尤其是杜仲茶，方便而且實用。

杜仲補精氣、壯筋骨

　　杜仲的使用，主要是利用杜仲樹的表皮，每隔幾年就可以剝一層皮，之後樹木又會長出新皮來。杜仲屬於性溫的藥材，歸肝和腎經，能直接作用於人的腎臟和肝臟。《本草綱目》記載：“杜仲，能入肝，補中益精氣，堅筋骨，強志，治腎虛腰痛，久服，輕身耐老。”由此可見，杜仲能補肝補腎、強筋骨。當然，杜仲被廣泛應用在中醫領域，還有很多療效。

杜仲的食療方

　　杜仲可以壯陽補腎，恢復人的腎精，對男性女性都是適用的。尤其是對於懷孕的女性，對腰酸背痛有不錯的作用。

杜仲酒

材料　杜仲50克、丹參10克、川芎25克、白酒1000克

做法　把準備的中藥混合在一塊，用紗布袋包裹起來，然後放入酒中浸泡，大約一個月左右打開酒缸，過濾掉雜質便可飲用。

食法　每天早晚各服用1次，每次飲用大約40毫升。

功效　堅持飲用能夠補肝益腎、活血通絡。尤其是老年人腳膝無力、四肢麻木的症狀，此酒能起到很好的作用。

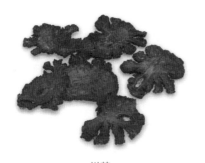

川芎

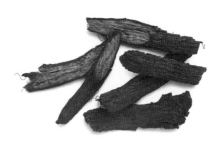

丹參

　　杜仲除了能補腎益精，還是很好的降壓藥材。把杜仲皮研成末，用來沖泡綠茶，可以起到降血壓、血脂的作用，對於高血壓、要血脂的患者，特別是由於腎虧引起的高血壓，是一劑不錯的良藥。

杜仲的使用禁忌

　　杜仲的組織裏含有大量的杜仲膠，杜仲膠雖然是沒有毒素的，但是對人的胃部有消極影響，會影響人的消化和食慾。有的人可能會將杜仲研成粉，然後用來沖水服用，其實由於杜仲膠不溶於水，服用後會影響食慾。所以，使用杜仲皮的人，最好是用煎湯或是炒菜，不但壯陽益精的療效很好，而且更加健康。

養生見聞

　　曾經有一個很聰明的少年，突然患了腳軟病，感覺非常疼痛，許多醫生都認為是腳氣，於是按腳氣的病例給他開藥方，經過一段時間治療，仍然沒有好轉的跡象。後遇名醫，名醫告訴少年的父母，將杜仲折成3厘米左右，每次使用50克，用一半酒一半水一起煎服。服用此方後，少年的腳軟病就好了，能自由走動了。名醫告訴他，其病是缺乏精氣而腎虛。因此，少年用杜仲煎服，肯定能治療好腰膝疼痛、腿發軟的症狀。

　　《本草綱目》：杜仲，古方只知滋腎，惟王好古言是肝經氣分藥，潤肝燥，補肝虛，發昔人所未發也。蓋肝主筋，腎主骨，腎充則骨強，肝充則筋健，屈伸利用，皆屬於筋。所以，杜仲既能調理肝的功能，也能調節腎的功能，補腎陽，讓人不再氣虛。

巴戟天：
溫腎壯陽

　　巴戟天是有名的中草藥，有很好的補腎壯陽效果，被視為男性補腎壯陽的珍品。中藥食用的巴戟天是茜草科植物巴戟天的根部。據說當年乾隆皇帝就是用巴戟天來補腎。

　　巴戟天味辛、甘，性微溫，歸腎、肝經，具有補腎助陽、祛風除濕等功效。對中老年男性而言，是治療陽痿、早泄等男科疾病的妙藥。

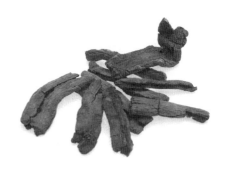

　　性生活是幸福生活的一部分，而由於各種各樣的原因，很多人在年輕的時候就得了男科疾病，從而導致家庭生活不和諧。每天忙於工作，出現腰膝酸軟、頭暈目眩等不良症狀。因而，應該注意使用中草藥進行調理，巴戟天就是一味不錯的中藥。

巴戟天補腎壯陽的功效

　　巴戟天作為一種重要的藥材使用，已經有了很長的歷史，據說早在漢代就開始應用了。《本草正義》說巴戟天「味辛，氣溫，專入腎家，為鼓舞陽氣之用。溫養元陽，則邪氣自除，起陰痿，強筋骨，益精，治小腹陰中相引痛，皆溫腎散寒之效」。

　　巴戟天補腎的功能，對男性女性都實用。人們的腎虛不足，會出現小腹冰涼、隱痛，女性出現月經不調，都可以用巴戟天來調理。通常和肉桂、吳茱萸、高良薑等搭配，起到溫腎調經的功效。

巴戟天的使用禁忌

《本草經疏》：“凡病相火熾盛，便赤，口苦，目赤目痛，煩躁口渴，大便燥秘，法鹹忌之。”《得配本草》：“火旺泄精，陰虛水乏，小便不利，口舌乾燥，四者禁用。”從中醫學書籍裏可以看出，因為巴戟天是溫性食物，所以火旺泄精，陽氣過盛、身體缺水的人群不宜。

巴戟天的食療方

民間使用巴戟天的情況還是很多的，絕大部分人會用來浸酒、煎湯，或者是製作菜餚的時候適量添加一點。

巴戟天酒

材料	巴戟天與淮牛膝適量
出處	《千金要方》
做法	將巴戟天與淮牛膝泡在白酒中，封存20天左右，開封飲用。
食法	每次喝25毫升左右，平時飲酒的人可適當增加。
功效	此酒能補腎壯陽、強筋骨。針對出現腎陽虛衰、陽痿、腰膝酸軟等狀況，飲用以後會取得不錯的效果。

巴戟天飲

材料	巴戟天、熟地黃各20克、人參4克，菟絲子6克、補骨脂6克、小茴香2克
做法	將材料混合在一起，煎水服用。
功效	年老體弱的人，可能會出現足膝酸軟的情況，造成行動不便，可以用巴戟天來改善一下，強健筋骨。每天堅持服用，對腰背和腿部筋骨有不錯的增補作用。

巴戟煲雞腸

主料　雞腸800克、巴戟天20克

調料　薑片10克、食鹽少許

做法　把雞腸洗淨，切段，與巴戟天、薑片一起放入鍋中煮熟，然後加入適量的鹽
　　　　調味即可。

食法　堅持每天服用1劑，半個月為1個療程。

功效　長期食用，能起到溫腎助陽、壯筋骨的功效。

宜忌　巴戟天不能與丹參、惡雷丸一同食用，因為會相互抵消藥性。

巴戟天燉雞肉

材料　巴戟天15克、肉蓯蓉15克、雞肉300克

做法　用紗布將二者包住，用細線紮好，放入燉雞肉的鍋中一同燉煮2小時。煮熟後
　　　　放入適量調料便可食用。雞湯的味道不錯，而且對身體的滋補作用很好。

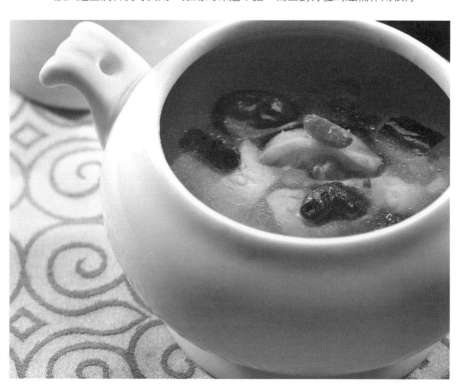

枸杞子：
調養和抗衰的良藥

　　枸杞是補腎的上佳補品，它既能用來滋補保健，還能作為輔助藥材來治療很多疾病。不少人喜歡用枸杞子泡水、泡酒或者煲湯，不但有好的調味作用，而且有養生保健的功效。中醫認為，經常食用枸杞子，可以治療肝腎陰虧、腰膝酸軟、頭暈腦脹等症狀。所以，枸杞經常被看作是滋補調養和抗衰老的良藥，特別是男性食用，可以擺脫腎虛之苦。

枸杞能夠強效補腎

　　古代中醫學記載，枸杞"堅筋骨、耐寒暑"。所以，對於男性有很不錯的效果。醫生常說"腎主骨"，而腎的功能強大，人的筋骨才會更強健，而經常食用枸杞可以強健筋骨，反過來對腎又有積極的作用。通常與骨骼有關的健康問題，如腰腿疼痛、骨質疏鬆、牙齒鬆動等症狀，枸杞有很好的輔助治療作用。

　　腎主性和生殖功能。經常食用枸杞，可以防治男性生殖的問題，具有激發性功能的作用。對於男女性能力下降的人，平時多食用枸杞子，可以使夫妻間的生活更愉快。《本草綱目》裏記載枸杞可以美容養顏、柔嫩肌膚，還可以明目安神、延年益壽。

春夏秋冬要有別食用

枸杞一年四季都可以食用，但是應該區別對待才能取得最好的效果。既可以單獨食用，也可以搭配其他東西食用，起到更好的作用。在春季萬物復蘇的時候，體內的氧氣逐漸生髮，可以和黃芪等溫性類的食物共用，幫助生發體內的陽氣；在炎熱高溫的夏季可以與菊花、金銀花等沖泡，自己製作花茶飲用，有很好的降暑、清溫的效果；在秋季，應該與雪梨、川貝、百合等共同食用，可以起到潤燥的作用；在寒冷的冬季，可以製作枸杞粥，或者是與羊肉、肉菜蓉等搭配使用，可以助長體內的陽氣，從而抵禦自然界的嚴寒。

枸杞食用的相關禁忌

許多實驗證明，枸杞是一種非常安全的食物，不包含任何毒素，隨時隨地都可以吃。通常情況下，用枸杞沖水或者煮粥食用，其中的藥效成分，只有一部分被溶解出來了，並不能完全發揮枸杞的功效。所以，建議直接放到嘴裏咀嚼效果會更好。但是需要注意食用量的控制，因為咀嚼會充分發揮枸杞的效果，吃多了對身體影響不好，在食用量上應該減少一半。

枸杞雖然沒有毒素，但是並非每一個人都適合食用的。年輕人可以經常食用，特別是體質虛弱、抵抗能力差的人，食用後能起到養生保健作用。平時要注意堅持食用，每天都吃一點，這樣才能起到較好的效果。

枸杞是中老年人滋補身體的好藥材，可以補腎健脾、益氣安神。脾胃過於虛弱而且有寒濕的人，最好不要食用枸杞，否則可能加重脾胃的不適；身體有炎症的人，或者是發高燒的人不宜食用，因為枸杞有強烈的升溫效果，食用後可能會加重病情。

枸杞子的食療方

枸杞茶

材料　紅茶3克左右，枸杞子20克左右

做法　先把水燒開，然後將枸杞放入沸水沖泡，耐心等待10分鐘，用杯子倒出來既可以飲用了。

菊花茶

材料　10朵乾菊花和20粒枸杞

做法　將菊花和枸杞放入杯子中，在用沸水沖泡即可飲用。也可以將適量的枸杞放入沸水中煮一會，然後把枸杞過濾取水，然後在將煮枸杞的水來沖泡菊花。

功效　飲用後有很好的補益功效。花茶特別適合在乾燥的夏季飲用，能清熱祛火。

枸杞酒

材料　枸杞子100克，酒500毫升

做法　把枸杞子加入酒中，密封浸泡一個星期左右即可取出飲用。

食法　每次飲20~30毫升，每天2次即可。

功效　具有益氣健胃、養肝明目、滋陰補腎的作用，在夏天飲用還有助於消除疲勞，使人更精神。適用於飲酒的男性。

枸杞銀耳湯

材料　銀耳10克，冰糖30克，枸杞30克

做法　先把銀耳用清水泡發，然後清洗乾淨，用手撕成碎片。把枸杞子放入清水浸泡3分鐘左右，然後將其清洗乾淨，把上述材料全部放入鍋中，加適量清水，先用烈火煮沸，隨即轉為用溫火煮一會，取出後即可食用。

功效　食用後可起到養護肝臟的功效。

枸杞粥

材料　枸杞子20克，粳米100克

做法　把枸杞子與粳米一同放入鍋中，加入適量的清水，用烈火煎煮至沸後再改用小火熬煮，等到粳米煮熟煮爛，湯的濃稠度變得合適，然後在加入適量的白糖，停火燜5分鐘左右，取出後便可以食用了。

功效　枸杞粥能起到益精明目、滋補肝腎的作用。

山茱萸：
斂元養神

　　山茱萸是中國常用名貴中藥材，有着悠久的使用歷史。山茱萸補力平和、壯陽而不助火，滋陰而不膩膈，收斂而不留邪，因為其特殊功效被歷代醫學所使用。

　　張仲景以山茱萸為原料創製了“金匱腎氣丸”。據化學分析，山茱萸含有生理活性較強的山茱萸甙、酒石酸、沒食子酸、蘋果酸、樹酯、鞣質和多種維他命等有效成分，具有增強免疫、抗炎、抗菌等藥理作用，是中醫臨床常用的一味藥。

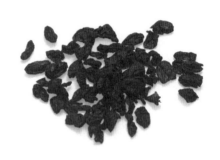

調理補腎的山茱萸

　　中醫學記載：“山茱萸，味酸澀，氣平、微溫，無毒。入腎、肝二經。溫肝經之血，補腎臟之精，興陽道以長男莖，暖腰膝而助陽氣，經候可調，小便能縮，通水竅，去三蟲，強力延年，輕身明目。”山茱萸現在被廣泛應用，主要用於肝腎不足，頭暈目等情況。通常不會單獨使用，而是搭配杜仲、熟地、枸杞子等中藥材一同使用。

　　在日常生活中，很多中老年人會出現尿頻、遺尿、遺精等男性疾病，日常生活受到極大的困擾，嚴重影響着中老年人的身體和心理健康。而根據中醫學研究，出現尿頻、尿急，甚至尿失禁的狀況，主要是腎氣衰弱的原因，腎氣不足以致中氣下陷，從而出現上述的狀況。所以，必須及時補足腎氣，才能從根本上解決這種尷尬的狀況。

不論是男性還是女性，山茱萸都有很不錯的調理作用，它具有固澀收斂的功效，包括斂尿、斂經、斂便等作用，對於男性的治療同樣適用於女性。此外，女性使用後，可以治療慢性尿道感染、白帶增多、盜汗等狀況。女性在經期出血，可以通過服用山茱萸固經止血，最好能與熟地、當歸、白芍等搭配使用。

山茱萸的食療方

平時人們食用山茱萸時，主要採用水煎服用，也可以採用研成粉末使用。對於體質虛弱的中老年人，當出現由於腎虧虛而出現的尿失禁狀況，可以用山茱萸、五味子搭配益智仁使用，搭配使用的劑量要遵從中醫的指導，千萬不能亂用。堅持服用這一副藥後，病情肯定會得到好轉，身體會逐漸好起來。

除此以外，如果出現盜汗的症狀，可以用山茱萸搭配黃芪、防風一起，用水煎後服用，通常都會取得不錯的效果；如果出現虛汗不止的狀況，可以用山茱萸、白朮各15克，然後再搭配牡蠣、龍骨各30克，用水煎服後，病情肯定會得到扭轉，身體會很快好起來。

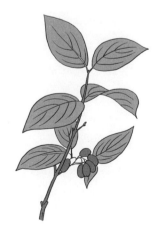

生地黃：
清熱涼血

很多男性會出現全身潮熱、盜汗的狀況，當出現這種狀況時，人們會說是"腎功能"問題。在現實生活當中，男人最怕別人說自己腎功能不好，這代表着男性的性能力不好，夫妻間的生活不會很和諧。身體潮熱需要降熱、降溫，此時生地黃可以療治。

清熱涼血、滋補腎陰的首選

中醫學認為，生地黃味甘、苦，性微寒；歸心、肝、腎經，具有清熱涼血的獨特功效，能夠用來解決溫熱病出現的高燒、口渴等症狀。不僅如此，生地黃還有止血的功效，能夠治療因血熱的引起的各種出血症。生地黃還具有養陰生津的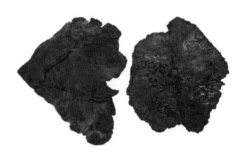作用，多用在溫熱病的後期，防治體內津液不足而引起的疾病。對於陰虛火旺、口乾舌燥、頭暈腦脹等狀況，可以用生地黃來清熱涼血。

在中醫學中，人們認為腎對人體津液的輸送有重要的作用。腎陰是人體陰液的根本，能夠滋養人體各個臟腑，制約臟腑陽氣過重，如果津液不足，容易腎陰虧虛、體內腎陰和腎陽失衡，從而出現燥熱煩悶、口乾舌燥的現象，生地黃就可以成為滋陰補腎的首選中藥材。

生地黃的使用訣竅

平時有不少人會出現腹痛、腹瀉的狀況，特別是在早上要起床之前，往往有種饑腸轆轆的感覺，忍不住想要去上廁所，但是又無法大便，這種在老年人群中很常見，中醫學上將其稱為稱為"五更瀉"。為什麼會出現"五更瀉"的狀況呢？原來因為體內的腎氣不足，脾腎陽虛，體內的寒氣過重，從而出現了五更瀉的症狀。

生地黃是滋陰補腎的好東西，平時有相應病症的時候，可以用來治療，就算沒有病症也可以適當使用，可起到防病保健的功效。生地黃通常用來煮粥、燉湯等，也可以用來沖茶飲用。如果腎氣虧虛，出現腰酸背痛、口乾舌燥、胸悶煩躁的情況，可以用生地黃配合枸杞子沖茶飲用，可在茶中加入適量的白糖或紅糖，以調節苦澀的味道。

生地黃的使用禁忌

生地黃屬於寒性物質，容易造成氣血凝滯，容易影響脾胃的消化功能。因此，脾胃虛弱、胸悶氣短、食慾不振的人群不宜使用。

生地黃的食療方

生地黃雞

主料　雞肉1000克

輔料　生地黃250克，麥芽糖150克

做法　把雞宰殺後除去毛，把內臟掏出清洗乾淨；把生地黃洗淨後切成條狀或者塊狀；把生地黃與飴糖相混合，然後將其放入到雞腹當中，再把整隻雞封閉起來，固定住不要讓裏面的輔料漏出來；把雞置於瓷鍋裏，倒入適量的清水，然後用溫火燉熟，最後如果適量的作料，調味以後既可以食用了。

功效　此菜具有填精補髓、益腎滋陰的功能，如果是腎虛、腎虧，或者是骨質疏鬆症的人群，食用後有不錯的食療效果。

宜忌　此菜不能與蘿蔔蔥白、韭白等一起食用。

生地飴糖燉烏骨雞

主料　烏骨雞1.5千克

輔料　生地黃400克

調料　麥芽糖200克

做法　挑選健壯的烏骨雞，然後將其宰殺，剔除體毛，除去內臟，然後清洗乾淨，
保持整雞；把生地黃洗淨切成條狀或者塊狀；把飴糖與生地黃條相混合，放
入其中，然後煮熟加入調料即可以食用。這道菜既有生地黃的藥性，也有烏
骨雞的滋補作用，是難得的一道菜品。

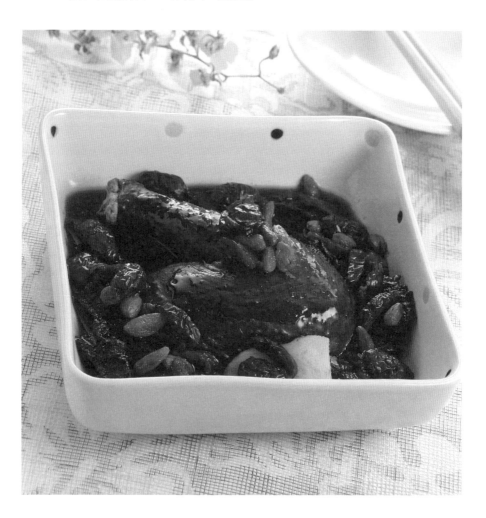

熟地黃：
生精壯骨

　　地黃有生地黃和熟地黃之分，而且對人體有不同的功效。生地黃味道很苦，屬於寒性植物；熟地黃味道微苦，屬性微溫，平時用來泡酒喝，有獨特的益腎生精功效，能對心臟、肝臟、腎臟起作用，養血補腎效果不錯。

　　生地黃進行適當的加工、炮製就變成了熟地黃。在炮製前，通常把生地切成不規則塊狀，經過炮製以後變成黑色的，外表縮水後變得褶皺不平。在中醫藥學裏，熟地黃是部分等級的，通常挑選塊狀較大、質量較重、色澤烏黑的熟地黃，藥理作用會更好。

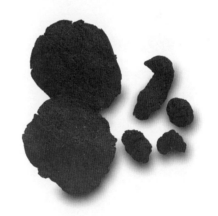

　　熟地黃是很重要的一味藥材，《本草綱目》記載："填骨髓，長肌肉，生精血，補五臟、內傷不足，通血脈，利耳日，黑鬚髮。"表明熟地黃能夠健腦，對滋補肝腎有很不錯的作用，不但能夠養血滋陰，而且能滋生精氣，增添骨髓。

益精養腎的熟地黃

　　熟地黃的作用，在很多中藥學書籍裏都有詳細的記載，而且描述的功能都基本是一致的。比如《本草從新》記載："滋腎水，封填骨髓，利血脈，補益真陰，聰耳明目，黑髮烏鬚。"熟地黃對日常疾病也有很不錯的治療作用，比如腹瀉、傷風感冒，陰虛發熱等。

根據中醫學記載，熟地黃主要歸肝入腎，能夠很好地滋陰補腎，所以對於精氣不足的男性，經常使用會有不小的益處。熟地黃通常與山茱萸、山藥、肉桂等搭配使用，可以治療由腎氣不足而引起的腰膝酸軟、腰背疼痛等症狀，對耳鳴、盜汗、遺精等也有不錯的療效；熟地黃和黃柏、知母、龜甲等一道使用，可以治療由陰虛引起的潮熱，補足人體的精氣。熟地黃與白芍、當歸、川芎等共同使用，能治療心悸、眩暈、胸悶等症狀，對女性朋友而言，還可以防治月經不調、崩中漏下等症狀。常見的跟地黃有關的藥物有六味地黃丸、大補陰丸、膠艾湯等。

熟地黃酒防病保健

熟地黃既可以單獨使用，也可以配合其他藥材使用，在中藥醫生的指導下搭配使用，其效果會更好。熟地黃和當歸搭配燉雞肉，能夠起到補血的作用，滋陰補血，男人用了補精氣，女人用了滋陰補血、調節月經。對於中老年男性，用熟地黃泡酒是很好的使用方法，也是最簡單的使用方法，只需要搭配枸杞泡酒，製作成地黃酒就可以了。

用白酒來泡熟地黃與枸杞，熟地黃與枸杞的比例為2比1。先把地黃切成小碎片，加入枸杞並用紗布裹起來，用細線綁緊，然後放入酒瓶中，通常泡兩斤左右白酒就可以了。一般需要浸泡20天左右，時間相對越長，藥理的效果就會越明顯。在浸泡期間，應該記住每天要晃動一兩下，以保證有好的浸泡和混合效果。第一次浸泡以後，每天取一點地黃酒來喝，喝完白酒以後，還可以用一斤左右白酒泡第二次，同樣需要浸泡20天左右，每天喝一小杯，有不錯的防病保健效果。

熟地黃的使用禁忌

　　熟地黃屬於玄參科植物，中醫學主要取它的塊根來使用，熟地黃性溫、味甘，直入肝腎二經，具有滋補腎陰、填精補血的功效。雖然熟地黃在醫學中很常見，而且藥理效果很好，但也不能胡亂使用，應該知道其中的禁忌。

　　《本草品匯精要》記載：忌蘿蔔、葱白、韭白、薤白。在服用地黃的時候，不要吃蘿蔔、三白等東西。

　　患有傷寒病的人群應該慎用，以免引起身體不適。除此以外，對於脾胃虛弱，咳嗽多痰的人，使用後會使痰盂阻塞，容易引起胸悶，所以應該謹慎使用。

熟地黃的食療方

首烏地黃粥

材料　熟地黃30克，何首烏20克，粳米200克，白糖30克

做法　先用砂鍋將熟地黃、何首烏煎汁，熬製好以後，濾掉藥材，把熬製的水放入鍋裏，加入粳米進行烹煮，等粳米被煮爛以後，加入適量的白糖或紅糖即可食用。

八珍湯

材料　熟地黃15克，白朮10克、當歸10克、茯苓8克、白芍藥8克、川芎5克、炙甘草5克、人參3克、生薑6克、大棗3克

做法　把材料全部放入砂鍋中，用溫火慢慢熬煮30分鐘即可。

食法　每天喝1劑，每劑不要一次喝完，分兩次服用。

功效　具有補益氣血的功效，同時能治療頭暈目眩、食慾減退等症狀。

肉桂：
壯陽活血

　　通常女性朋友害怕寒冷，而男性有陽剛之氣，所以怕熱不怕冷。其實，這並不能一概而論，因為當男性體內缺乏陽剛真氣的時候，同樣也害怕寒冷，此時就需要補體內的腎陽。補腎陽的中藥材很多，如鹿茸、仙茅、杜仲、肉桂等都是不錯的選擇。

腰酸背疼？肉桂來補

　　對於肉桂，可能很多人都不是很瞭解，會誤以為是平時做菜時的桂皮。實際上，真正的肉桂和普通的桂皮是不一樣的。肉桂是一種樟科植物，在高山上和低地的地方都能見到，而高山肉桂的外皮表面細皺，"彩皮"明顯，內側表皮比較光

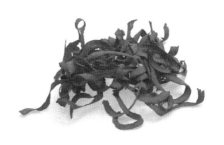

滑。肉桂和普通桂皮外形相像，但是後者的藥理效果遠不及前者。普通桂皮通常用作調料，而肉桂不但能作為調料食用，而且常作為中藥藥材，有很好的補腎陽的功能。

　　肉桂對於滋補腎陽、祛除體內寒氣有重要的作用。男性出現腎陽不足，相反就會出現腎虛、腎虧的狀況，主要表現是怕冷、四肢冰涼、腰疼膝冷等，所以，腎氣虧虛的人經常會出現腰酸背痛的狀況。肉桂能夠入腎、心、

脾、肝經，屬於壯陽的藥材，進入腎臟中，能補腎中命門之火；進入脾中能溫中散寒；進入心臟、肝臟中便可以散血中寒邪，所以，肉桂對五臟六腑都有不小的作用。

肉桂是很好的中藥材，能溫補人的命門之火，滋補脾臟和腎臟的陽氣，有效防止虛寒性的病症。中老年男性會出現小便清長、前列腺炎的狀況，有的出現遺精、早泄等症狀，這類陽虛病症都可以用肉桂來解決。

如果是腎陽不足，會使人體裏面的火力比較弱，寒邪就會佔據上風，阻礙氣血的正常運行，嚴重的情況下，很有可能導致氣血淤滯。血液堵塞，全身經絡就難以暢達，從而引起氣虛，容易出現腰酸背痛的情況，所以，將肉桂和補血補氣的食物一起吃，可以補充陽氣，以增強體內氣血的流通。

肉桂怎麼吃

肉桂是很好的藥材，通常將肉桂皮先磨成粉末。肉桂通常在藥店裏有賣，可以購買時順便磨成粉。如果自己在家炮製，應把肉桂除去雜質，把表皮去掉，然後用專用工具磨成粉，然後儲存到容器中，密閉以後擱置到陰涼乾燥的地方。

腎陽虛的人，只需要每日取一小茶匙，用溫開水沖服即可。有的人害怕藥材的味道，可以在服用時加入適量的紅糖、蜂蜜等作為調味劑。經常服用能溫煦脾胃的陽氣，改變脾胃虛寒的症狀。

肉桂既可以如上述方法單獨使用，也能用來燉東西或者煲湯。

肉桂性熱要小心用

肉桂屬性溫熱熱，而且味道比較辛，陽氣本來就旺盛的人，吃後很容易上火，因而這類人群要慎用。肉桂的使用，最好能請中醫藥師指點，根據自身的情況使用。除此以外，不應該長期使用，而且每次使用量不能多，最多不應該超過4克。內熱過重、痰熱咳嗽、傷風感冒等患者，最好不要使用，有孕育的婦女也不應該食用，以免引發意外。

肉桂燉雞肝

材料　肉桂2克、雞肝2個、生薑片3片，還有紹酒適量

做法　把雞肝清洗乾淨，把肉桂洗淨放入燉盅內，然後放入燉盅內，在鍋裏加入適量水，放入適量的生薑片和紹酒。最後用合適的或燉煮兩個小時左右即可出鍋。不僅如此，其實還可以用桂皮煮粥、煲湯等，不但能增加食物的香味，而且有不錯的養生保健功效。

山楂肉桂粥

材料　山楂10克，肉桂3克，大米100克，還有適量的紅糖或者白砂糖

做法　先將大米掏乾淨後放入水中浸泡，一般在一個小時左右即可；把山楂和肉桂洗乾淨，然後放入水中浸泡30分中左右；把準備的山楂、肉桂、大米一同放入鍋裏，用大火將其煮沸，然後再變為小火煮，一直等到大米煮爛為止。煮熟後開過，加入適量的白糖或者黃糖，然後就可以食用了。

功效　溫中散寒，活血化瘀，將促進氣血的暢通。尤其對男性朋友，因內腎陽不足，手腳發涼，易感冒，血流不暢，這道粥能夠起到補腎的作用。

【張飛牛肉的由來】三國時期的張飛既是一名猛將，也是一個難得的名廚了。張在製作牛肉菜時，有一個滷製牛肉的秘方，製作出來的牛肉非常好吃。後人把這道菜叫"張飛牛肉"。根據秘製的配方，當時張飛在製作的時候，特地加入了陳皮、肉桂、花椒等中藥材，各種中藥材的味道夾雜在一塊兒，各具特色，而且菜種不但沒有中藥的苦澀，而且味道鮮美，香味撲鼻，成為人們餐桌上難得的佳餚。

何首烏：
補腎烏髮

　　俗話說："腎之華在髮。"當一個人的腎精不足，便容易產生白髮，特別是中年男人，因為各方面的壓力，精氣消耗很大，所以很容易長出白頭髮。相反，精氣十足的人頭髮烏黑亮澤。老年人因為年齡增加，出現腎氣虧虛，也會長出白髮，這些都可以用何首烏調理。

　　何首烏是多年生藤生植物，它的根鬚很細很長，在根的末端會長出肥大的塊根，表皮呈褐色或者暗褐色。在《本草圖經》中有這樣的記載："何首烏，今在處有之。以西洛嵩山及南京柘城縣者為勝。春生苗葉，葉相對如山芋而不光澤。其莖蔓延竹木牆壁間。結子有棱似蕎麥而細小，才如粟大。"在古代，人們就知道了何首烏的中藥價值，而對於現代人來說，何首烏的養生價值更應該得到很好的發揮。

從白髮能看出人的精氣

　　隨着年齡的增長，人的黑髮會逐漸變成白髮，髮絲變得晶瑩透明。滿頭白髮往往是一個人閱歷豐富的象徵。然而，如今很多人年紀輕輕就長滿了白頭髮，這肯定不是正常的現象。中醫認為，人通常在40歲以後才會逐漸長出白頭髮，

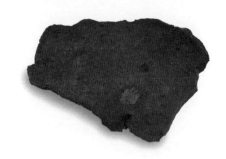

而且隨着年齡的增長，白頭髮會越來越多，直到滿頭黑髮都變成白髮。如果發現自己很年輕的時候就出現了白頭髮，那就是腎的精氣不足的表現。

中醫學認為，頭髮的髮質和顏色，往往能體現出一個人的精氣。如果精氣和血氣不足，就會出現"早生華髮"的狀況。頭髮的生長和保養，需要依賴與人體內的精氣，精氣不足，頭髮則容易穿乾枯、脫落、變換等狀況。

實際上，出現白頭髮也不是很可怕的事情，因為它並不是什麼大的疾病，只是體內腎氣不足，補補腎氣就可以解決了。按照中醫學的觀點，通常黑色的食物有助於補腎氣，比如黑芝麻、黑豆、黑木耳等，都是很好的補腎之大藥。

何首烏能烏髮的原因

何首烏是很重要的中藥，對於解決白髮的困擾，具有很重要的作用。那麼，何首烏為什麼能夠烏黑頭髮呢？這主要是它自身的材質特點決定的。

何首烏的莖塊。何首烏的藤條下，生長着很多肥碩的莖塊，這種莖塊與馬鈴薯、芍藥等是類似的。雖然不能像其他的莖塊那樣作為食物，但是作為養生保健的食物，吃了還是很有好處的。

何首烏的根莖有豐富的營養價值。每到秋季，何首烏與其他大多數植物一樣，枝葉就會乾枯脫落，從而使根部吸收的大量養分存蓄在裏面，積澱成對人體有益的營養。所以人們食用後，能吸收何首烏的精華，從而補足腎精。

除此以外，因為何首烏的味道比較苦澀，而根據《黃帝內經》記載："酸苦涌泄為陰"，因而苦澀的食材具有收藏、收斂的功效，它又能進入到肝臟和腎臟，肯定對腎臟有很好的功效。而人的腎氣足了，頭髮也就能得到營養的滋養了。

何首烏長期服用才有效果

　　根據中醫對何首烏的藥性分析，其味很苦澀，屬於微溫的藥材，直接歸入肝臟和腎臟。具有養血滋陰、潤腸通便的作用，也有防治肝腎陰虛之腰膝酸軟、白髮的功效。絕大多數人都知道何首烏的作用，於是經常會到中藥店購買。而有不少人吃過以後會出現身體不適的狀況，主要是沒有正確使用何首烏而導致的。

　　何首烏的食用分為生吃和熟吃兩種，通常都要經過嚴格的製作程序把何首烏製作熟，然後再供人們食用。如果盲目地生吃下肚，很容易出現腹瀉症狀。

　　何首烏雖然有很好的養生效果，但也需要長期服用才能起到作用。通常情況下需要連續服用3個月以上才能見到療效。

何首烏的食用禁忌

　　何首烏是一種很好的中藥材，普通人都可使用。在中藥治療方面，何首烏用來治療血虛精虧、大便不通暢的狀況，與當歸、火麻仁、黑脂麻等搭配，可以增強養血潤腸通便的效果；如果是痔血便難的患者，可以單味煎服，也可以搭配枳殼等一同使用。

　　由於何首烏具有潤腸通便的功能，適宜大便不通的人群，但千萬不能生吃。何首烏直入下焦，所以患感冒發燒的人群應該慎用。

　　在與食物搭配使用時，何首烏不能與豬肉、豬血等搭配，也不能和沒有鱗片的水生生物一同食用，如泥鰍、鱔魚等，以防出現中毒的現象。何首烏不能和大蔥、大蒜一道食用。同時，因為其含有草酸，遇鐵發生反應會生成有害物質，所以不能用鐵鍋熬製，以免會危害人體健康。

冬蟲夏草：
滋陰補陽

　　冬蟲夏草是一種名貴的中藥材。其不但能養生保健，調節臟器的功能，而且具有治療疾病的作用。

　　冬蟲夏草與人參、鹿茸被人們併稱為中國三大補藥，能夠起到調節免疫系統功能，而且具備抗腫瘤、抗疲勞等多種功效。《本草從新》記載："冬蟲夏草甘平保肺，益腎，補精髓……"所以，對於男性朋友來說，蟲草是補腎的良藥。根據中醫對藥理進行分析，認為蟲草直入人體的肺腎二經，不但能夠補肺陰，而且能夠補腎陽，對於腎虧、腎虛，陽痿、早泄等男性常見的問題，蟲草都能夠起到很好的防治效果。

蟲草治腎虛有特效

　　對於蟲草的作用，清朝醫學家吳儀洛在《本草從新》有較詳盡的記載，他認為"蟲夏草甘平保肺，益腎，補精髓，止血化痰，醫勞咳、治膈症皆良"。中醫學研究表明，蟲草入肺腎二經，能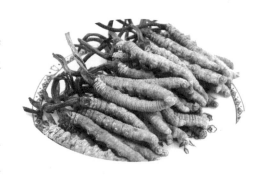夠滋陰補陽。這種獨特的功效，能調節人體陰陽平衡。

　　中老年人隨着年齡增長，容易出現腰痛的情況，明顯感覺痛而酸軟，如果有人揉捏，會感覺到很舒服；有的人會感覺到雙腳疲乏無力，只要稍微幹一點重活，就會更加疼痛。中醫認為，種種跡象都是表明了腎虛。治療腎虛腰痛，冬蟲夏草應該是比較好的選擇。

冬蟲夏草的使用有竅門

　　冬蟲夏草的吃法多樣，平時可以泡酒、泡茶，還能煎水、燉湯食用，平時多喝來養生保健。男人經常出現腰痛虛弱、陽痿早泄的狀況，這類人群就可以用蟲草來治療了。其實，也可以直接把冬蟲夏草磨成粉，每次服用2克左右，每天早上和晚上的時候個吃一次。另外，與杜仲皮配川續斷、等中藥材搭配，一同熬湯服用效果會更好。在雲南的當地人中，他們經常用蟲草來治療遺精的狀況，《雲南中草藥》記載着方法："冬蟲夏草25~50克，燉肉或燉雞服。"蟲草是一味中藥，在中醫學醫生的指導下，將蟲草與枸杞子、山藥、芡實等其他中藥搭配，能最大限度發揮養生保健的作用。

　　上述已經説過，蟲草既能滋陰，也能補陽，同時對肺部有不錯的保健作用，肺主衛氣，補足了肺，就等於加固了衛氣。因此，由於皮膚陽氣不足而出現的陰虛、冒汗等狀況，可以用蟲草來解決。應該怎麼用呢？通常是用兩條蟲草研成粉末，早上起床或晚上臨睡前，空腹與飲用下肚。

蟲草酒

材料　蟲草30條、500克白酒

做法　把二者一道裝入瓶子中封存（保存1個月），然後打開取酒飲用。

食法　每天早上空腹喝一杯，吃一條藥酒裏的蟲草。

功效　可以有效治療男性陽痿，緩解或解決早泄、遺精的症狀。

蟲草老鴨湯

材料　公鴨一隻（1.5千克左右），冬蟲夏草5~10克

做法　先把公鴨宰殺，隨即把毛清理乾淨，再將內臟，劈開頭部和頸部，把冬蟲夏草放入鴨頭鴨脖內，也可以在身體的其他部位弄些能放入蟲草的小洞；把黃酒、生薑、大蒜等調料抹到鴨體中；將撒好配料的鴨子放入蒸鍋，然後加入適量的清水，蒸熟以後就可以食用了。

功效　此菜不僅味道鮮美，而且蟲草的藥理作用，能起到不錯的養生效果，因此得到很多中醫名家推薦。能補腎益精，特別適合於腎虛肺虛、體質柔弱的人食用。

鹿茸：
益精壯陽

　　鹿茸對補腎壯陽有極其重要的作用。鹿茸比人參含有更多的氨基酸、卵磷脂、維他命，還有大量的微量元素。鹿茸性溫而不燥，全身虛弱、久病之後患者，使用後能增強身體機能，振奮精神。

　　自古以來，鹿茸都被看作是非常名貴的中藥材。在東北，人們常說"東北有三寶，人參、鹿茸、烏拉草"。由此可見，鹿茸的中藥地位還是很高的。

鹿茸補腎壯陽功能

　　《本草綱目》記載：鹿茸"善於補腎壯陽、生精益血、補髓健骨"。由此可見，鹿茸對於不足人體精氣，強腎壯陽有很不錯的效果。精氣養足了，便不容易出現身體虛弱、神經衰弱等不良症狀。中國境內，鹿茸主要來源於馬鹿和長頸鹿，分佈在東北三省、青海、新疆等地區。

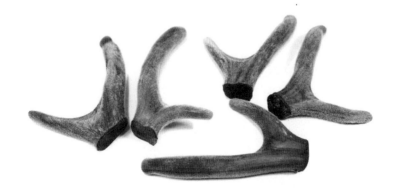

　　中醫研究認為，鹿茸是公鹿的督脈陽氣和精血化生成的，因而包括了鹿身體中的精氣，當為人們所用時，能夠將其中的精髓轉換為人體需要的陽氣，直入腎經，有壯陽補血、強健筋骨的作用。

　　中老年人容易出現腰酸背痛的狀況，有的人隨着年齡增大，出現頭暈眼花、耳鳴耳聾等症狀，這些中老年疾病都是體內腎氣缺乏而引起的，因此想要改善這類症狀，需要補補腎，而補腎其實就是補精氣，其中鹿茸是益精補腎的不二選擇。

鹿茸的使用訣竅

鹿茸的保存

　　不少人會購買鹿茸回家保存，將其研成末備用，這是常見而簡單的方法，但是擱置時間長了容易使鹿茸的品質下降。最好是不要保存過多，而且不要研成末，就這樣成塊保存。當燉煮各種肉湯的時候，在其中放入適當的鹿茸塊就可以了。在寒冷的冬季，吃鹿茸對身體的保健作用會更好。如果出現頭暈乏力、腰膝酸軟等狀況，燉製鹿茸湯，喝一碗熱湯下肚，會感覺神清氣爽、精神倍增。

鹿茸與人參的搭配使用

　　鹿茸通常和人參搭配使用，可以變換很多花樣。下面列舉兩種做法。第一種，可以按照中醫的指導，用鹿茸和人參搭配，在與大米或其他穀物一道煮粥，加入適量的配料後服用，對身體有不錯的補益效果。第二種，先把人參或鹿茸研磨成粉，然後用罐子裝起來，每次煮粥的時候，等煮好粥以後，再往裏面放入準備好的粉末就可以食用，能起到補腎壯陽、強身健體的功效。除此以外，其實還有很多食用的方法，最實用的就是做成各種藥膳食用。

鹿茸的使用禁忌

使用鹿茸時要控制數量，千萬不能開始就大量使用，因為鹿茸壯陽氣的效果特別明顯，如果突然大量使用，很容易出現頭暈目赤的現象。鹿茸不應該與水果和蔬菜一同食用，因為果蔬裏面含有鞣酸成分，容易相互發生反應，從而破壞鹿茸的藥效。

鹿茸是用來補腎益精的，所以體內陽氣過於亢奮胃火過，或者是肺中有痰熱的人群，最好不要使用。身體強壯，陽氣十足的人不宜使用；時常流鼻血的人，通常是體內火氣過重，也不應該食用。不僅如此，患有熱感冒、破傷風、頭痛鼻塞等人群也不宜食用，否則容易出現頭暈、胸悶等不良反應。總之，鹿茸壯陽補精，精氣旺盛的人沒必要食用，主要是陰盛陽虛的人使用，調節體內陰陽平衡。

燕窩：
男性滋陰補腎的珍寶

　　絕大部分人認為，男人腎虧腎虛，就要補腎壯陽。所以通常會吃一些溫補類的食物，比如羊肉、牛肉、魚類的食物。實際上，腎虛有時是陰虛比較多，因而要壯陽的同時要注意滋陰。其中燕窩是很名貴的滋陰食物，適量的食用有助於調節腎功能。

燕窩是男性滋補佳品

　　很多男性要承擔家庭的經濟來往，每天都操勞過度，以至於消耗精氣太大，而燕窩是很好的滋補品，具有益氣補中、養陰潤燥的作用。現代醫學研究發現，平時生活中經常吃些燕窩，可起到滋陰補腎的功效。不僅如此，對於年老體弱的人，它可以增強免疫功能，能延年益壽。對於疾病的防治，因為燕窩中含多種氨基酸，對食道癌，咽喉癌、胃癌、肝癌、直腸癌等有抑止和抗衡作用，所以，對於防病保健都有很重要的作用。

燉名貴燕窩的技巧

　　燕窩是一種很名貴的中藥材。很多人苦於不會烹調燕窩。下面教大家燕窩的燉製方法：首先用純淨水將燕窩浸發，浸泡的水一定要乾

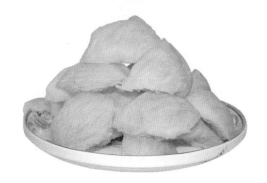

淨，因為在浸泡燕窩的時候，其中的一些成分會溶於水中，所以可以把這個有營養的水保留下來，將碗裏的水與燕窩一同燉煮。

　　真正燉煮燕窩，必須準備一個燉盅，以及一個能放入整個燉盅的鍋，一般使用陶瓷鍋或不銹鋼鍋都可以。因為已經準備好了浸透過的燕窩，只需要把它瀝乾水分，然後放入燉盅內加入適量涼水蓋上蓋子，再把整個燉盅放入鍋內，往裏面加入熱開水，水位至燉盅的1/2高度，打開溫火燉煮就可以了。特別要掌控好燉煮的時間，如果用水浸泡的時間比較長，那麼，可以適當縮短燉煮的時間，通常需要半個小時左右就可以了。

燉煮養腎燕窩粥

　　燕窩的食用方法很多，可以和牛奶、人生等食材搭配，補充元氣的功能會更強大。但是在食用燕窩的時候，不要再吃辛辣、油膩的食物，應該吃清淡的事物。同時，不應該吸煙飲酒，以免削減燕窩的滋補功效。燕窩雖然有豐富的營養價值，但是也需要長期食用才有好的效果。

【男性吃燕窩有助於養生】在人們的傳統觀念中，只要一提到燕窩，人們就會想到美容養顏之類的話題，認為那是女性朋友的"專利品"，只能是女性吃燕窩，很少聽說男性吃燕窩的。但是，燕窩作為一種中國傳統名貴的食品，獨特的營養價值，能夠幫助男性增強體質，增強腎的功能。在中國歷史上，人們都知道乾隆皇帝是很長壽的皇帝。有專家認為，當時的乾隆皇帝特別喜歡吃燕窩，他似乎認識到燕窩對男性養生的重要性。人們認為，乾隆皇帝在當時醫療條件不發達、平均存活年齡不高的條件下，他能夠活到89歲，簡直就是個奇跡，這也和他經常吃燕窩是有密切的聯繫的。

養腎燕窩粥

材料　燕窩5克，蜂蜜或者冰糖適量

做法　首先用一個乾淨的容器，往裏面裝入適量的水浸泡5個小時左右。然後再取出來燉煮，時間在半個小時左右即可。然後加入蜂蜜或者冰糖（也可以是其他配料）就可以食用了。對於忙於上班的人而言，可以早上上班前浸泡好，然後下午回家以後，正好可以取出來燉煮。

燕窩+蟲草：滋補腎精

　　燕窩和蟲草都是名貴的食材，而且雞湯也是很有營養的滋補品，所以將這幾樣食材一起烹製，滋補腎精的作用會更加大。此湯能夠及時消除疲勞，讓人擁有旺盛的腎精，改善腎氣虧虛的症狀。

燕窩蟲草雞湯

材料　蟲草5克左右，燕窩2盞，雞肉1千克，再準備好薑片、黃酒等調料

做法　首先，將燕窩用水浸泡5個小時左右，然後撈起來把水分瀝乾。其次，把蟲草用清水洗乾淨瀝乾水分。再次，把雞肉切成小塊，放入沸水中過一遍，然後再撈起來備用。最後，把蟲草、雞肉和生薑片一同放入燉煮的鍋中，加入適量的清水用燉煮3小時，雞肉燉熟以後，再將瀝乾水分的燕窩放入鍋中一起燉煮，燉煮半個小時左右，加入齊備好的配料，取出即可食用。

第 **4** 章

保養腎經
滋養臟腑............

人體十二經絡遍佈全身，內屬於臟腑，外絡於肢節。古代中醫認為"腎為五臟之本"，而腎的功能受到腎經的影響，當腎經氣血不暢通，人體就會出現腎精虧虛的現象。所以，按摩湧泉穴、命門穴、關元穴等腎經的養腎大穴，讓你精氣十足。學會按摩經絡穴位，讓全身氣血暢通暢運行，健康不請自來。

養腎還靠養腎經

從中醫學常識來講，人們平時身體出現異常，基本都是經絡出現了異常，所以，通過疏通經絡就可以調養好身體。更進一步說，疏通經絡又需要刺激經絡上相關的穴位。按照這個原理，要保養腎臟，豐富腎臟的元氣，那就需要刺激腎經上的各個穴位，從而實現養生保健的目的。

經脈循行的區域

腎經是足少陰腎經的簡稱，主治與腎臟有關的疾病。腎經的源頭在腳小趾之下，一直斜行，然後到腳心附近的湧泉穴，在腳內踝的舟骨粗隆位置，開始分成兩個分支，一個分支循行到腳跟之中，另外的分支會沿着小腿內側向上循行，經過窩內側以及大腿的內後側，然後再經過脊柱循入到體內，內連接腎臟，而且和膀胱相連。有一條幹脈會一直循行，從腎向上經過肝臟和橫膈，然後再通入肺裏，沿着人的喉嚨，挾於舌根部位。肺部的支脈，會由肺部出來，連接到心臟處，流注到胸中，並和手厥陰心包經相連。

【腎經穴位】腎經上總共有共27個穴位，左右合54個穴位。它們的功能過各不相同，但是都對腎臟起作用。比如湧泉穴能夠治療腎虛虛火上火而言引起的頭痛症、咽喉炎等。而陰氣和陽氣不足，都可以找太溪穴，能夠治療腎陽虧虛引起的身體冰冷、頭暈炫目、身體疲憊等症狀。同時能治療腎陰虛引起的心煩心痛、慢性咽炎等疾病。

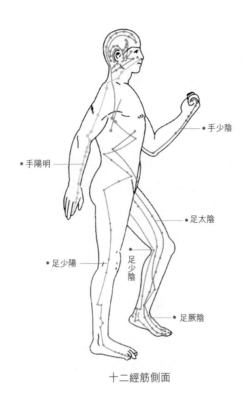

• 手少陰

• 手陽明

• 足太陰

• 足少陽　• 足少陰

• 足厥陰

十二經筋側面

　　腎經不只是會影響腎，而且和肝、肺、心等臟腑都有密切的聯繫，它是循行經過組織器官最多的經絡，對人體的影響非常大。

腎經出現問題會引發多種疾病

　　腎經主管着眾多器官，當經絡出現堵塞，身體氣血不暢通，身體的調節機能就會下降，身體的抗病毒能力就會削弱，從而產生很多疾病。我們平時可以根據自己的身體體征表現，判斷是不是腎臟出現了問題。如果腎經出現問題，一般會出現如下不良表現：

　　心煩頭痛、失眠多夢、體內大熱、面色晦暗無血色，這些表現可能都是由腎經異常而引起的。口乾舌燥、倦怠乏力，尿液變黃，腰膝酸軟，大腿內側疼痛，這種屬於亢進熱症，也可能是經絡異常引起的。尿頻尿急、四肢冰冷，身體腫脹，害怕受寒，脾胃不良、性慾衰退等，這屬於陽氣不足的寒症，也可能是腎經異常而引起的。另外，還有可能出現遺精多夢、耳鳴眼花、陽痿早泄、骨質疏鬆，氣色無華等，這屬於臟腑症，也可能是腎經的問題。

腎經出現問題，可能會誘發多種疾病，那麼，平時就應該做好腎經的養護，養護腎經就是養腎。平時應該多按摩腎經，可以用小錘子之類的工具敲擊，也可以用手直接拍打，都可以有效刺激腎經。但是需要注意的是，應該明確腎經循行的路線，沿着經絡行走的線路進行適當的刺激。當然最好的是找准穴位，然後對相關穴位進行按摩和艾灸，這樣防病保健的效果會更好。

腎經按摩保健的最佳時間

平時養腎的最佳時間是什麼時候呢？應該在腎經最活躍的時間段養腎。中醫認為，腎經最活躍的時間是每天下午五點到七點（酉時），此時人的腎經最活躍，刺激腎精，起到的養護效果會更好。即便是進行藥補，吃藥的時候也應該選擇酉時服用，起到的效果會更好。此外，如果發現在腎經活躍的時候發低燒，有可能是傷了腎氣。因為某種原因而傷了精氣，使得元氣大傷，腎陰過旺而出現低燒的情況。

另外，在按摩腎經的時候，也可以連同心經一起按摩，因為從嚴格意義上講，腎經和心經屬於一條經絡，在胳膊上的時候叫做心經，而循行到腿上以後，就被稱作腎經，即足少陰腎經和手少陰心經，由此可見，心經和腎經實際上是相通的，所以，在保健按摩的時候，應該記得一起按摩，防病保健的效果會更好。

足三里：
調理腎陽不足

　　腎陽虛缺在每個年齡段都可能會出現，但是在中老年人中最常見。從中醫角度來講，通過刺激人體的眾多穴位，都能夠調理腎陽不足的狀況，其中足三里穴就是其中之一。民間諺語說："拍擊足三里，勝吃老母雞"。由此可見足三里對身體的重要作用。

足三里的位置

　　所謂的"三里"，指的是理上、理中和理下。人們有的時候會出現胃脹、胃脘疼痛等症狀，可以按摩足三里中的"理上"。胃部位於肚腹的上方，因此按摩的時候，必須往上用力；有的時候會出現腹部正中疼痛難忍的現象，那就應該按摩"理中"；有時可能會出現小腹的下方疼痛，那就需要按住足三里，然後朝下方用力按，也就是按摩"理下"。

　　足三里穴處於外膝眼下四橫指、脛骨的邊緣。右下至上觸摸小腿的外側，在左膝蓋的膝蓋骨下方附近，能明顯感覺到一個凸塊。然後再向外移動，斜下方那個位置還有一塊較小的凸塊，這是

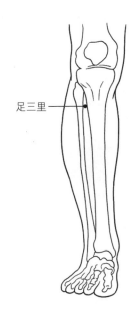

足三里

腓骨小頭。以這兩塊凸骨為端點用線連結起來，把此線作為底邊，朝下作一正三角形，在這個正三角形的頂點處，正好就是足三里穴的位置。

足三里穴的作用

足三里是足陽明胃經之合穴，為五俞穴之一，凡是六腑異常引起的疾病，通過按摩足三里穴都能得以改善。經常按摩足三里穴，可以起到調理脾胃、補中益氣、通經活絡的功效，對中老年人，刺激足三里穴還是強身健體的好方法。傳統中醫認為，胃脾相表裏，均為倉廩之官。主要職責是受納、運化水穀，輸佈精氣、津液於全身。足三里穴是胃經上的重要穴位，其能改善脾胃的功能，脾胃的功能增強以後，食慾會增加，精氣神煥發。

刺激足三里穴，可以調整消化系統的功能，有助於吸收食物的營養，以補充身體需要的能量，從而對各系統都有間接的強壯作用。

如何按摩足三里穴

刺激足三里穴的方法主要有三種，分別是按摩、針灸和艾灸。

按摩法：手按摩法簡便而實用，用大拇指或中指按壓足三里穴，每天都堅持，每次按壓10分鐘左右。按摩這個穴位要稍稍用力，每次感覺到酸脹、發熱以後就可以停止。

針灸法：分為針法和灸法。針法可以用直刺法和斜刺法。首先是直刺法，稍稍偏向脛骨位置，用兩根銀針直接刺入。其次是斜刺法，也就是向下刺，在此刺入兩三根銀針即可。針刺能感覺到明顯的麻脹感，但這屬於正常的反應。

艾灸法：每週做1~2次，每次做20分鐘。適當增高艾條的溫度，用艾條沿着足三里穴來回搓動，長期堅持，能顯着改善胃腸功能，讓人精氣十足。自己做艾灸的時候，要避免燙傷自己的皮膚。

湧泉穴：
補腎回陽　暢通氣血

現實生活中，不少人累了，都會去養生會所做一做足底按摩。實際上，也許沒有必要花費錢去做，因為只要自己有穴位常識，在家裏照樣能夠自己做足底按摩。足底按摩的養生方法，最重要的是按摩足少陰腎經上的湧泉穴。按摩湧泉穴能暢通氣血，預防疾病。

湧泉穴

湧泉穴是回陽的穴位，是中醫養生的大穴。湧泉穴位於足底前部凹陷處，位於第二個和第三個足趾縫紋頭端和足跟的連線上，具體位置在這條線前端的三分之一的位置，它是腎經的第一個穴位。自己時常按摩湧泉穴，能夠腎精充足，能使人保持充沛的精力。

刺激湧泉穴好處多

對於經絡和穴位的養生作用，中醫非常的重視，認為身體出現某些疾病，通過刺激穴位的方法，基本上都能夠解決。經絡系統是運行全身氣血，聯絡臟腑肢節，溝通全身通路。平時多刺激湧泉穴，能夠對腎、腎經以及全身起到很好的調節作用，實現防病保健目的。

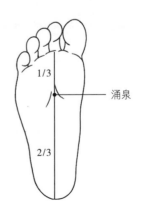

　　人的足底分佈着大量的末梢神經網，還有毛細血管、毛細淋巴管等，它們和人體各個系統存在着密切的聯繫。經常按摩湧泉穴，能夠加強經絡與個器官、組織的聯繫，促進血液循環流通、增強人體新陳代謝，避免出現淋巴結以及其他疾病。不僅如此，在搓揉摩擦穴位的同時，能夠自我放鬆身心，所以對身體和心理都有好處。

中藥配合湧泉穴治疾病

　　配方一：準備10克巴戟天、10克補骨脂、10克仙茅。把準備的藥材全部磨成粉，倒入適量的食醋攪拌，調成稀糊狀即可，分成兩份。把調製的藥料敷在雙足的湧泉穴，然後用紗布固定住。每天更換一次，堅持一個星期左右，能調理因腎虧腎虛引起的陽痿、早泄症狀。

　　配方二：準備龍骨30克、牡蠣30克、芡實30克、沙苑蒺藜30克，五味子、龜板各20克，菟絲子15克。把準備的藥材磨成粉，然後用罐子裝起來。每天取一點粉末，加適量的食醋調成糊狀，敷在足底湧泉穴，堅持一個星期，對精、早泄、腰酸耳鳴等症狀有不錯的療效。

尿頻、尿急找湧泉穴

　　湧泉穴是着名的養生穴位，被視為是使人長壽不老的穴位，當然這和它的補腎功能有密切聯繫的。經常按摩湧泉穴，能夠防治很多因為腎虛引起的疾病，比如陽痿、遺精、頭暈、健忘、頭暈目眩等。只有腎中所藏的元氣足夠了，才能保障人體正常的運轉，如果腎陽虧虛，便會使男性發生陽痿、遺精等情況，人的生殖系統、泌尿系統等出現問題。所以，男性常見的尿頻、尿急等症狀，可以通過按摩湧泉穴得以緩解。

不僅如此，如果腎臟精氣虧虛，會使得髓海失養，從而引發頭暈目眩、失眠、健忘等症狀。適當搓揉湧泉，促進體內血液流通，大腦獲得充足的供養，從而能解決上述問題。

刺激湧泉穴的方法

每天臨睡前，用一盆熱水泡腳，在水中加入少許食鹽，雙腳伸到盆裏浸泡，閉目養神，大約浸泡30分鐘左右即可；用艾灸或者隔藥物灸，每天堅持做一次，感覺到湧泉穴發熱就可以了。睡覺前坐在床上，雙腳自然分開，用一隻手專注腳趾，另一隻手按摩湧泉穴，分別換手換腳操作，每天堅持按揉數百次即可。另外，也可以採用輕緩拍打的方式，感覺湧泉穴漸漸發燙以後停止拍打。湧泉穴的按摩很容易實現的，走路的時候踩鵝卵石，睡覺時用腳掌蹬床頭，這都能起到一定的按摩效果。

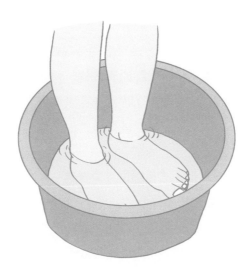

太溪穴：
補腎氣　治腎病

太溪穴是人體的大穴，是調動腎經氣血的穴位。刺激太溪穴，能夠補足腎氣，有治療腎臟疾病的功能。而它把元氣調動起來以後，便會把它儲藏到湧泉穴中，當人體需要的時候，就會傳輸到人體的各個部位。

太溪穴的位置

太溪穴是足少陰腎經的原穴，是中醫養生的重要穴位。位於足內側，內踝後方與腳跟骨筋腱之間的凹陷區域。人的雙腿都有太溪穴，它們是對稱分佈的。

太溪穴滋補腎陰腎陽

經常疲憊不堪，且足跟疼痛，是腎虛的外在表現。人之所以感覺身體疼痛，往往是淤血導致的，體內的血氣堵塞了，自然會出現脹痛。平時多搓揉太溪穴，可以打通足少陰腎經的源頭，讓經絡把新鮮血液輸送到人體各個部位。每天搓自己的腳心，做一做"金雞獨立"，或者泡泡腳，這些方法都能夠打通腎經，引火歸源，起到不錯的保健作用。

平時會出現咽喉乾澀的狀況，但並不是真正的口渴，且喝水也得不到緩解，很有可能是腎陰不足造成

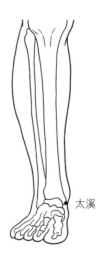

太溪

的。揉太溪穴，可以補足腎陰。邊按摩太溪穴，邊做出吞口水狀，通常可以解決口乾舌燥的問題。

治療腎陽不足引起的疾病

腎臟主腦髓，大腦出現毛病，肯定和腎經有密切聯繫，可以刺激太溪穴來調養，以加快身體康復的速度。太溪穴能補腎陽，能夠防治與腎陽不足有關的疾病，比如先天性抽搐。如果大腦以外受傷，通過按摩太溪穴。古代人們把厭食症叫做"饑不慾食"，也就是説，感覺肚子很餓了，但是即便面前有美味的佳餚，自己也沒有胃口去吃，其實這就是腎虛的原因。從人體的腎經的循行路線分析，它是從喉嚨直通腸胃。因此，足少陰腎經上的太溪穴，通常可以治療厭食症。只要是腎經異常引起的疾病，比如哮喘、支氣管炎等，都可以通過刺激太溪穴來進行治療或保健。

太溪穴的按摩方法

太溪穴被稱為是"回陽九穴"之一，所以，有的人在判斷人的腎氣是否衰竭，通常會刺激太溪穴。一般只要太溪穴還在活躍，重病也就有可能治癒。相反，如果太溪穴沒有跳動；表明患者已經陰氣纏身，陽氣不足，很有可能出現生命危險的。

時常按揉太溪穴，有很不錯的保健效果。每次按摩5分鐘左右就行了，普通人不用太在意操作方法，因為這兩個穴位很好找的。在按摩的時間方面，最好尋找腎經的流注時間，也就是下午5點到7點這段時間，刺激的效果會更好。

對於腎經按摩詳細的方法，其實很好學，具體操作方法如下：坐在凳子上，將一條腿搭在另一條腿上，內側朝向自己，在腳踝後方凹陷處，就是太溪穴的位置。可以直接用拇指按揉，也可以取光滑的木棒按揉，明顯感覺到穴位處酸脹，按摩一段時間後，感覺麻麻脹脹即可。按摩太溪穴，一定要稍稍用力，多堅持一點時間。

命門穴：
強腎壯陽　延年益壽

　　命門穴是督脈上的穴位，被譽為控制生命的"門戶"。命門穴還是人體的長壽大穴，能夠延年益壽。平時中醫經常會說命門之火不足，其實就是人體的陽氣不足，而陽氣不足就會出現四肢乏力、腎虧腎虛等狀況。對於中老年人來說，面對自己的年齡越來越大，想要健康長壽，那就需要保養好體內的陽氣，也就是維持生命的命門之火。通過刺激穴位，保持體內真氣暢通無阻地運行，起到強腎壯陽的功效，有助於延年益壽。

命門穴的位置

　　命門穴是任督二脈上的重要穴位，它和神闕穴緊挨着的，一陰一陽、位置一前一後。

　　命門穴位於腰部，處於後背正中線上，第二腰椎棘突下凹陷處，大約和肚臍在同一水平線上，就像扼守要道的關卡。平時自己反手都能摸到命

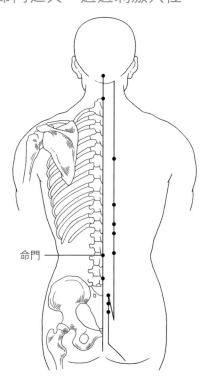

命門

門穴，當用手指按壓的時候，能明顯感覺出強烈的痛感，是一個比較敏感的穴位。

陽氣對人體的作用

人體內的腎陽就像是太陽光一樣滋潤着身體，使身體處於平衡、健康的狀態。腎陽不足，會大大縮短人的壽命。腎臟的陽氣是人體陽氣的根本之氣，腎陽又被稱為"命門之火"，是整個身體陽氣的原動力。只有體內陽氣充足，五臟六腑才能夠得以正常的運轉，發揮出自己獨特生理作用。相反，人體中的陽氣不足，就會出現氣血運行不暢的狀況。如果把人體比作一台機器，陽氣就是生命運行的動力，沒有了陽氣，生命活動就難以正常運行，甚至生命無法存在。

命門穴對男性保健的作用

命門穴有獨特的養生保健作用，它既能夠滋陰，又能夠補陽。中醫認為，命門是兩腎之間的動氣，蘊藏先天之氣，內藏真火，也就是命門火。在日常生活中，即便在寒冷的冬季，有的人只需穿很薄的衣服，也不覺得太冷，這就是命門之火發揮了作用。但是隨着年齡逐漸增大，體質開始下降，人體的調節能力變衰弱，開始變得害怕寒冷，只要稍有降溫，必須加上厚厚的衣服才能防寒，實際上這是體內真氣不足而造成的。

中醫學家認為，穴位對人體的保健作用不可小視：時常按摩命門穴，能夠強腎固體、溫腎壯陽、固腎氣、強腰膝，從而實現延年益壽的目的；按摩命門穴，還能疏通督脈上的氣滯點，加強和任脈和督脈之間的聯繫，促進真氣在任督二脈上運行。對於男性朋友，命門穴可以治療陽痿、遺精等症狀，解決四肢困乏、腿部浮腫的困擾。在每天早上和晚上有意識地按摩命門穴，長期堅持下去，便能夠達到養身保健的作用。補足腎陽，整個人看起來容光煥發。

命門穴的按摩方法

　　在現代社會中，不僅中老年人出現腎虧腎虛的狀況，而且年輕人由於作息時間不規律，一日三餐不按時吃，加上生活壓力過大，也容易出現陽氣不足的情況。尤其是體內陰陽不平衡，會影響氣血的運行，出現手腳冰涼、面部浮腫等症狀，需要按摩命門穴來防治。

　　對於命門學的按摩，普通人沒有必要太在意按摩的方法，只要每天刺激該穴位，便能起到不錯的保健效果。具體方法如下：人體站立或者側臥，用手觸摸人體後背正中線，位於兩腎之間，與肚臍眼相對的位置。將雙手的五指併攏，用手掌去推揉命門穴，感覺到發熱即可，然後再把手掌放在後腰兩腎位置，停留一會。其實，利用針灸刺激命門穴的效果會更好，不過這要尋求正規的中醫針灸治療。

勞宮穴：
補腎精　緩解疲勞

　　勞宮穴分為外勞宮和內勞宮，當人感覺腎氣虧虛的時候，可以通過按摩勞宮來進行調理，常有很不錯的效果。

勞宮穴的位置

　　勞宮穴位於人體手心位置，把手握成拳頭，中指指尖緊貼手心，小指端的位置就是勞宮穴，而與掌心相對的背面，就是外勞宮穴的位置。勞宮穴之所以被稱為"勞宮"，意思是人勞累了，需要在這裏休息的宮殿。所以，人體因勞累而感覺疲乏無力，可以通過按摩勞宮穴來緩解疲勞，起到清神、明目的功效。

　　勞宮穴隸屬手厥陰心包經，心為君主之官，心掌管着神明，堅持按摩勞宮穴，能夠起到靜心寧神、鎮定醒腦、清熱瀉火的功效，同時可以治療失眠、神經衰弱等病症。

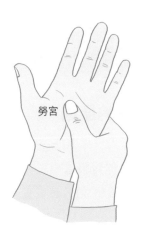

勞宮

按摩外勞宮緩解疲勞

　　由於勞宮穴位於手心，按摩時比其他大部分穴位都方便，而且它對心臟氣血的補充非常迅速。因此，如果覺得身心有點疲憊，或者是有些心煩氣躁，一定記得按揉一下勞宮穴，肯定立刻能讓人精神起來。平時有的人喜歡刮痧或拔罐，做了以後會感覺有些不舒服，當出現這種不適的感覺，只需輕輕按揉勞宮穴，不適感即可緩解或消除。除此以外，有的人坐車會暈車，產生頭暈或嘔吐現象，按摩勞宮穴可以讓人冷靜下來，從而緩解暈車的狀況。由於勞宮穴有緩解疲勞、穩定心緒的作用，而人們每天可能會面臨各種煩心事，所以，記得隨手按摩按摩勞宮穴來進行調節。

外勞宮補腎方法補足腎氣

　　每天晚上睡覺之前，仰臥平躺在床上，把雙手背緊靠腰部，大概經過10分鐘，人就會感覺到有熱氣傳遍全身。開始的時候，由於雙掌被腰壓住時間較長，容易發生麻脹的現象，只要多堅持幾天，這種麻脹感會得到緩解。對於腎氣虧虛的人群，雙手被腰部壓住後，感覺雙手插入到肚腹中一樣。如果經常酗酒，腦門容易滲出汗珠，也有的是腰部出汗，有的是雙腿出汗，只要發現出汗了，證明按摩起到了效果。這是為什麼呢？因為外勞宮緊貼兩腎，雙掌的熱量傳遞到兩腎，使得腎中的寒氣被逼出來。腎中的寒氣其實就是腎陰，只要陰氣被逼出來，陽氣自然就佔據上方，人體的腎陽旺盛，便可消除很多由腎氣虧虛誘發的疾病。

外勞宮腎法能強腎治病的原因

　　根據宇宙變化的原理，每天夜裏10點半鐘是地氣最旺的時候，地氣經過內勞宮吸收，然後傳遞到人的腎臟當中去。雙掌的熱量與五行之氣能夠祛除腎中的寒氣。只要堅持每天做30分鐘，養腎氣的效果會很明顯。

人的小指頭和心臟與腎臟相連，每天有意識地用小指頭提某些重物，或者用小指頭翻書、敲敲桌子，也可以用雙手的指頭互相用力勾拉，通過刺激小指頭來刺激心臟與腎臟，從而對心與腎起到調養的功效。

日常生活中，有不少中老年人患前列腺肥大，小便不暢，可以採用左手捏右手小指關節的方法。做完以後再反過來，用右手捏左手小指的關節，能夠起到通便的作用。長期堅持這種保健方法，可以增強性能力，延緩衰老。

勞宮穴養生小竅門

用雙手手心捂眼睛。雙手心搓揉發熱以後，把眼睛閉上，然後用雙手捂住，保持3分鐘左右，能夠清神明目。當人感覺很累、很疲倦的時候，用這種方法可以快速緩解疲勞。在晚上臨睡前做一做，能夠讓人快速入眠，提高睡眠質量。

用雙手手心捂住耳朵。這種方式其實就是讓心腎相交。先將手心搓熱，然後放到耳郭位置捂住，保持3分鐘左右即可，頓時讓人神清氣爽。同時，還可以把中指插到耳朵裏微微地顫動，心腎相交的作用會更明顯，對腎病有不錯的防治效果。

用雙手心捂肚子。這也是心腎相交的原理。在捂肚子的時候，男性要左手放在下方，而女性要把左手放在上方。用雙手護住丹田，實際上就是利用了手心的勞宮穴。

關元穴：
改善內分泌　防治生殖系統病

關元穴能夠起到培元固本、補益下焦的功效。體內元氣虧損，通過按摩關元穴，通常都能得以及時緩解。刺激關元穴，對治療泌尿、生殖系統疾病有很好的效果。

在人體的眾多穴位中，關元穴是一個很重要點穴位。單從字面意思來理解，所謂的"關"也就是"封閉"、"封藏"的意思；而所謂的"元"，指的就是人體內的元氣，因此，不難看出，關元穴掌管着人體的真元，元氣不足，通常都通過該穴位來治療。

關元穴的位置

關元穴的位置非常好找，它位於上肢的肚臍附近，從肚臍開始算，距離肚臍下方四指的位置就是關元穴，關元穴也被稱為"下丹田"。關元穴屬人體"陰脈之海"的任脈，經常按摩能起到培補元氣、強身健體的功效。

在取關元穴的時候，最好是使用站姿。身體站直，伸開手掌，然後把四指併攏（大拇指除外），由肚臍的位置朝下衡量，最下方小指的下緣位置就是人的關元穴。

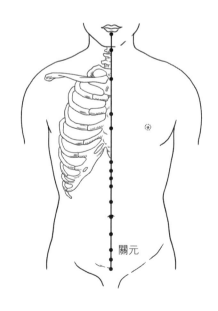

關元

刺激關元穴補足腎精

中醫認為，人的元氣是先天生成的，一直收藏在腎裏，經過後天的不斷補充，精氣不斷得到補給，從而推動人體的生長與發育，同時對人體組織、器官起到溫煦的作用，保證各組織、器官正常運行。

經常按摩關元穴，能夠活躍腎氣，讓人隨時保持精力旺盛，並可以養足人的元氣，元氣充足了，自然就能夠保證人體的健康。

按摩關元穴治療早泄

專家認為，經常按摩關元穴，能夠起到理氣和血、溫通經絡的作用，因而對男性補腎壯陽有不錯的效果。同時，對男性常見的陽萎、早泄、性功能障礙等問題，也有不錯的調理效果。所以，對於男性而言，它是一個養生保健的重要穴位。

關元穴除了治療遺精、陽痿、早泄等常見的疾病外，對咳嗽、氣喘、咯血等呼吸系統疾病，它也有很好的調理功效，所以，對於體弱多病的中老年人，平時一定要利用好這個穴位。

關元穴的按摩方法

正常情況下，可以直接按摩關元穴，可以採用按揉法或者震顫法。震顫法操作如下：把雙手交叉重疊，然後放到關元穴位置，稍稍用力按壓住，開始上下推動，但是需要注意幅度不能過大。由於關元穴位於身體肚皮處，所以基本不受到時間、地點的限制，按摩非常方便。每次按摩5分鐘左右，只要感覺到有些酸脹感就可以了。

除此以外，還可以用艾灸的方法，這種方法比徒手按摩更有效，每次艾灸一刻鐘左右即可，對保養體內元氣有很不錯的效果。

第 **5** 章

運動強精
延年益壽．．．．．．．．．．．．．

運動可以疏通經絡、調節陰陽、通達氣血、強身健體。運動養生歷來被中醫推崇。養腎也少不了運動，踮踮腳、扭扭腰、抖抖腎，小小動作可以起到益精強腎的大作用，對於體質虛弱而又想運動的中老年男人，可以找到適合自身的益精養腎運動。只要掌握運動養生的技巧，便可以保障健康、延年益壽。

太極拳：
以腰部為樞紐的健腎運動

　　對於中老年人來説，劇烈的運動容易損傷身體。所以，男性健腎養精，用太極拳這種舒緩的運動是最合適的。太極強調的是以靜制動，以柔克剛，在運動中看似簡單而緩慢的招式，其實已經很好地調節了體內陰陽平衡。

以靜制動來養生

　　太極拳對養生有極其重要的作用，比如調節體內營養、促進血液循環、鍛煉中樞神經等。不論是西醫還是中醫，對太極拳的健身作用都是很推崇的，只是他們之間的觀點不一樣。從西醫的觀點來看，認為太極拳是中度運動量，屬於"有氧運動"的類別，長期鍛煉，可以消耗多餘的脂肪，氧氣供應充足，血流通暢，能防止產生疾病；從中醫學觀點來説，主要是"氣"的觀念，強調的是"氣息"，也就是內部氣息的調節。

　　在打太極拳的時候，全身要放鬆下來，神情淡定，氣息要內斂，呼吸要均勻。開始前做足準備，調整自己的呼吸，特別是要呼吸均勻，協調前身的肌肉，達到天人合一的境界。長期練習打太極，有助於身體健康，可以祛除疾病，從而達到延年益壽的效果。

太極既要懂練又要懂養

　　太極拳的目的就是修身養性，修身養性要從心底去體現，必須拋除一切雜念，摒棄人的七情六慾。養生專家認為，只有心緒清靜才能養精，保持心平和氣的心態。有了適宜的心境，接下來就可以開始練拳，運拳的動作要慢條斯理，剛柔相濟，動作和氣息都恰到好處，不能操之過急。還有一點，太極養生要學會"逆"，也就是逆運先天真陽，不要被後天假陽所傷。太極的最大特點就是用意不用力，內心靜如止水，動作能夠四兩撥千斤，用體內的元氣發動肢體的運動，而肢體的運動反過來幫助恢復體內的元氣。就這樣相互促進，相得益彰。

各式太極養生操

太極拳的招式有很多種，應該選擇最適合自己的太極操來鍛煉身體，千萬不可盲目練習，通常採用抹式、擠式、捋式。

抹式太極

右手掌心朝下，左手掌心經過右手掌的上部交叉而過，然後再將雙掌分開，只要距離比肩寬一點點即可。雙手掌心都朝下，兩肘部逐漸彎曲，然後慢慢下沉，帶動雙掌略微向下收回，同時身體重心逐漸向後轉移，眼睛平視前方，視線隨着兩掌的運動線路緩慢移動。

擠式太極

將身體略微向右轉；把身體重心完全移到右腿上，彎曲右腿，稍稍用力蹬左腿，雙腿變成弓步；身體再慢慢轉動，向外轉動右手臂，向內側旋動左手臂，讓掌心一個朝向內側，一個朝向外側。以右小臂和左手掌向右擠出，眼睛平視前方。

捋式太極

先把重心移動到坐腿上，盡量保持身體平衡，然後再把身體向左轉。

在轉動的過程中動作要換面，以免拉傷肌肉或損傷骨骼。在身體轉動的過程中，把左手臂向外旋轉，右手臂向內旋轉，保持右掌心朝下，左掌心朝上，兩掌向左捋。

太極的氣息配合很重要

太極對於氣息的運行很重要，在此過程中的一招一式都需要氣息的配合。練太極的呼吸方法有多種，比如自然呼吸法、胸式呼吸法、腹式呼吸法，其中最主要的是腹式呼吸法。

腹式呼吸法就是在呼吸的時候，人體的橫隔膜肌收縮。腹式呼吸主要有順呼吸和逆呼吸，人們通常採用順呼吸的方式。順呼吸要做到"深、長、勻、細"，也就是要深呼吸，長長的呼吸，頻率要慢，而且氣息細微而均勻。值得注意的是，呼吸是用鼻子呼吸，因而需要閉上嘴巴呼吸。

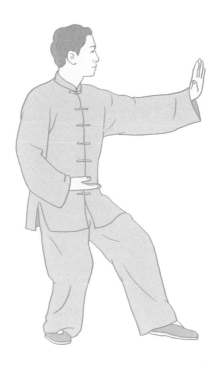

踮腳尖：
小動作也能補足腎氣

　　身體不好主要是氣血不流通。經常踮踮腳，能夠補益腎精。日常生活中，很多人會感覺腳後跟疼痛，這其實是腎經不暢引起的疾病。那麼，通過踮腳尖的運動，能夠疏絡筋骨，而且可以讓人長壽。對於男性，經常墊踮腳，可以補足腎氣，讓人更加陽剛和健康。

常踮腳百病消

　　經常做踮腳運動，有助於疏通足少陰腎經，保持血液循環暢通。根據人體的結構分析，由於人的腿部肌肉比較發達，而肌肉中佈滿了很多血管，當上下踮腳時，腿部肌肉便會跟着伸縮。而當腿部的肌肉放鬆以後，血管會把心臟的動脈血液向下輸送，增加腿部肌肉的血液量；相反，當腿部肌肉收緊、肌肉收縮的同時，會把靜脈血液擠壓回流心臟，有助於血液循環，從而增強心臟的功能。有實驗表明，人在踮起腳尖的時候，人的小腿後部肌肉每次收縮的時候，能擠壓出大量的血液，以供給到心臟中去。

　　實際上，平時多踮腳，不但能夠防治由於腎經堵塞而導致的腳部酸痛，還有助於養腎壯陽，改善男性的性功能。

不同的踮腳鍛煉方法

　　踮腳尖走路，也就是把足跟完全提起來，只用足尖接觸地面走路。踮腳尖走路，能運動小腿前側的伸肌，可以疏通足三陽經。經常做這樣的運動，可以祛病強身。

踮腳尖是一種有氧運動，體質較好的人做比較好。在運動過程中，能鍛煉小腿肌肉和腳踝，增強腳踝的穩定性；能增強人的心率，促進血液循環，以便使心肌能獲得充足的氧氣，可以改善人體心臟功能，防止一些心腦血管疾病。所以，每天做做踮腳運動，有助於身體健康。大致可以歸結為三種方式：

坐立時踮腳尖	將身體坐正，保持膝蓋和大腿處於水平狀態，每輪踮腳50次左右即可，做3輪左右。可以將一定重量的東西放到大腿上，增加負重，鍛煉效果會更好。
走路時踮腳尖	走路時抬起腳後跟，用腳尖着地，每次走40步左右，然後用正常走路的姿態稍加休息，然後重複幾遍，效果會很不錯。注意做的時候控制運動量，不要變得疲勞。剛開始鍛煉踮腳走路時，往往難以掌握平衡，可以借助路邊的牆體，以逐漸掌握平衡。
躺下時勾腳尖	晚上休息時，把身體俯臥在床上，雙腿併攏伸直，稍稍用力勾腳尖，然後慢慢放鬆，這樣反覆練習，以自己舒適為主。

上班族踮腳尖清神

現在很多上班族因為忙於工作，經常久坐不動或者長時間站立，由於長時間保持同樣的姿勢，容易出現腳部酸疼。另外，經常坐着保持一個姿勢，容易產生疲勞，而且產生一些職業病，因此要有意識地踮腳運動，有助於緩解疲勞，保持大腦清醒，從而提高工作效率。

雙足併攏着地，把腳跟抬起離地，放鬆全身肌肉，然後做一次深呼吸便可以開始做了。一般重複30次左右就可以了，可以多做幾輪。踮腳運動是簡單易行的保健運動，而且有很好的健身效果。因此，下棋、打牌、玩電腦或久立不動時，每隔一段時間，有意無意地做一下踮腳尖運動，有助於消除疲勞，緩解緊張的神經。

踮腳尖治療前列腺

有的男性朋友患有前列腺炎，或者患有前列腺肥大，經常會出現小便困難和排便不盡的情況，其實這是人體中氣不足的表現。解決中氣不足的狀況，只需在小便的時候踮腳尖，你便會受到意想不到的效果。男性在小便的時候踮起腳尖，有助於小便的暢通。同時，因為中醫認為腎主二便，在小便的時候踮腳尖，可以使清氣上升，從而能夠起到強腎的作用。如果能每天堅持做上五次這樣的踮腳尖運動，連續半年左右的時間，可以實現強精、健身的目的。另外，在刷牙的時候，踮腳尖刷牙，可以起到醒腦的作用，讓人精神倍增，從而消除疲勞。

不宜做踮腳尖運動的人群

雖然踮腳尖對補腎精有很大的作用，但是並不是任何人都是合適的。比如患有骨質疏鬆症的人群，最好不要做踮腳運動，因而這很容易損傷脆弱的骨骼，極有可能出現意外。不僅如此，體質較差的老年人也不應該做，因為踮腳尖走路很耗費體力，而且要保持身體平很，如果站立不穩而摔倒，很容易發生意外。不過老年人坐着踮腳尖是可以的，當要保證自己的舒適性，節奏應相對緩慢。

除此外，踮腳尖走路運動，不宜在剛吃飯後做，因為這容易造成胃下垂。所以，起碼在飯後休息一個小時才能做，而且要循序漸進，保持適量的運動。

強腎操：
補腎精，調理腎、背、腰

　　如今，很多男性的腎氣越來越差，身體狀況越來越不樂觀，因而補腎壯陽的藥物大肆出現在日常生活當中。雖然説藥物有一定的作用，但是俗話説"是藥三分毒"，所以，男人的腎精不足，不應該一味地藥補，多做做養腎操，會有不錯的補腎壯陽效果，對腎、背、腰等組織器官也有不錯的調理效果。

叩齒吞津

　　人們通過叩齒吞津的方法，就是利用了唾液的重要作用，一口唾液能抵上幾盒補藥。所以，做做叩齒吞津，留住唾液，留住健康。

　　具體做法如下：放鬆全身肌肉，口唇徽微閉緊，把眼睛閉上，保持心神合一，接着使上下牙齒有節奏的互相叩擊，鏗鏘有聲，保持節奏。在起初鍛煉的時候，可輕叩10次左右，隨着熟練度增加，可以適當增加次數。它能夠加速牙齦部位營養的吸收，具有固齒健齦、健脾養腎、強骨益腦的功效。

鼓漱華池

　　現代醫學表明，唾液裏包含大量的血漿成分，富含黏蛋白、球蛋白等多種營養物質，而且還含有十幾種維他命、礦物質和有機酸。總而言之，唾液是天然補品，所以，通過鼓漱華池，可以起到很好的保健作用。

具體操作方法如下：口唇輕閉，舌體在舌根的帶動下在口中前後蠕動、伸縮，要鼓漱有聲，一共做36次。當有津液產生後，繼續用力鼓漱，等到津液滿口後分三次咽下，並用意念引至丹田。道家功法將此稱為"玉液還丹"。道家認為，這種方法能用"玉液"灌溉五臟，澤潤肢體、皮膚，行之既久，能夠輕身健體，步履輕捷，消除全身病痛。

赤龍攪海

中國古代醫學特別發達，很多養生學家總結不少寶貴的經驗，其中在男性養腎方面，有一種名叫"赤龍攪海"的養腎方法。唐代醫學家孫思邈在《養生銘》裏記載：晨興漱玉津，可祛病益壽。據說，孫思邈每天早上都會做赤龍攪海，取得了不錯的養腎效果。

具體方法如下：用舌頭在口腔內舔摩牙齦的根部，自上而下，從左到右。從上到下做9圈；做完以後，按照同樣的順序，再用舌頭舔摩外側齒齦，分別做9圈，能夠起到健脾養胃的功效。同時，還能濡潤孔竅、強腎補元、滑利關節、補益腦髓。

吹字功

中醫認為，腎為寒水之經，節令屬冬。因此，在冬天的時候，做吹字功可以禦寒，根據醫學研究，實際就是為起到滋補腎精的作用。

具體方法如下：撮口，兩嘴角向後咧開，舌尖微向上翹。坐在地上或床上，兩腳平伸，自然分開，含胸收腹，直腰拔背，目光直視前方，將雙手放在大腿上。使用腹式呼吸的方法。呼氣的過程收腹，提肛；吸氣的過程要兩唇輕合，舌頭抵住上腭，腹部向外凸起，用鼻子呼氣。呼吸調順以後，雙手緩緩向上提起，同時逐漸轉為十指相對。當雙手提到胸部時，雙手手掌心先向內，後向下，然後向外翻動，雙手向兩側拉開，肘部逐漸抬高，上臂放平，前臂豎起，手心翻起來。前臂豎起的同時，上身隨着朝右側轉動，頭微仰起，配合好吸氣。接着向上仰視右手手背，用力呼氣，掌握好口型，發出“吹”的聲音。吹字功具有強身補腎的作用。

嘻字功

身體站直，兩腳微微張開與肩同寬，保持頭正項直，微微閉攏嘴唇，舌頭抵住上腭，雙臂自然下垂，放鬆全身肌肉，保持怡然自得的心境。

用腳的四、五趾點地，呼氣是念“嘻”字，隨即平穩站立。兩手從體側向恥骨處抬起，手心朝上，兩手指尖相對，提到膻中穴的位置。隨後雙臂外旋翻轉，手心朝外，朝頭部托舉，兩手心轉朝上，兩手指尖相對。吸氣的時候，雙臂向內旋轉，把雙手的五指分開，從頭部循膽經路線而下，拇指經過風池穴，另外四指過面部，雙手再厲淵腋、日月，然後再到環跳穴，自然下垂在體側，以意送到足四趾端的竅陰穴位置。最後雙手重疊，覆蓋在下丹田位置，收式結束。重複做6遍，每天堅持，對脾胃不適、耳鳴、眩暈等有防治效果。

鹿抵

鹿抵是“五禽戲”之中的招式之一。古代人根據動物的行動，結合人的身體特質，從而總結出來的養生動作。五禽共有虎、鹿、熊、猿、鳥，每戲有兩個動作，一共有十個動作。

具體動作如下：第一式，將雙腿微屈，把重心移到右腿上，左腿通過右腿的內側向左前方邁步，腳跟着地；同時上肢稍右轉；輕握空拳，向右側上擺，拳心向下，達到和肩的高度相同即可；視線隨着手動，移到右拳。

　　第二式，重心稍稍向前移動；左腿屈膝，腳尖朝外延伸，踏實地面；右腿伸直用力蹬地；接着身體向左轉，兩掌成"鹿角"，向上、向左、向後成弧線繞動，掌心朝向外側，指尖朝向後側，左臂彎曲向外伸展，肘部靠左腰側；右臂舉到頭前，朝左後方伸展，掌心向外側，指尖朝後方；眼看右腳跟，接着身體向右轉，左腳收回來，雙腿打開站直；接着兩手向上、向右、向下成弧線繞動，兩掌握空拳向下，最後放到身體前面，視線看地面。每天堅持，能夠起到強腰補腎的功效。

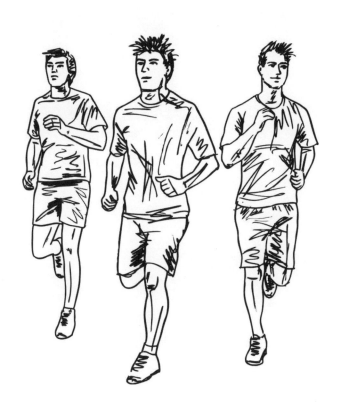

金雞獨立：
導氣血，益腎養肝

　　隨着年齡的增長，人的體質會逐漸下降，腎精也會慢慢衰減，體內的氣血會出現陰陽失調的狀況，從而引發全身性、多系統的功能衰退。當腎的功能出現異常，導致其他器官的功能也出現問題，那麼人體的免疫機能就會下降，從而出現各種各樣的疾病，人的壽命當然就會受到影響。強身健體，調節體內陰陽平衡，簡單實用的方法就是採用金雞獨立來健身。

　　中醫學認為，中老年人很容易生病，實際上就是體內陰陽失調，人體平衡遭到破壞而造成的。可能有很多人覺得這太過籠統，那麼換句話說，五臟六腑之間相互影響、相互協調，如果人體的協調關係出問題，人就容易生病。中老年人往往運動不便，也不能做劇烈的運動。

金雞獨立能夠引氣歸元

　　人的心臟專門為全身各個組織器官供氣血的，氣血在人體內要正常循環，必須要經過血管、經絡運送。而人體的經絡從頭頂到腳底都是相互連通的，因此，腿部的經絡不通，心臟就無法將氣血運送到腳底，腳部的氣血不足，人的內體機能就會發生異常，這就是人們常説的"人老腳先衰"的現象。

　　如果全身的經絡受到阻塞，氣血不能正常地送達腳部，那它只能往頭頂走，當頭部血量過多，血液就會集中在一個區域，從而出現頭暈、頭痛的症狀。人們出現高血壓症狀，通常上是全身肝膽經絡不通，特別是腿部的筋絡出現堵塞，使得肝風上揚，因而出現這種狀況。

中老年人做"金雞獨立"運動，可以有效疏通經絡，緩解高血壓症狀，原因是什麼呢？其實，當人在做金雞獨立運動時，為了支撐身體的平衡，必須高度集中注意力，掌握好腳部的重心。根據中醫學原理，注意力高度集中的地方，肌肉就會處於緊張的狀態，同時氣血就會往這些區域運行。由此可見，當人的注意力集中到腳部，氣血自然就會向腳部運動，氣血向下運行，這就叫"引氣歸元"。氣血下行，收於肝經的太沖穴、腎經的湧泉穴，同時還有脾經的太白穴，這樣就能使腿部的經絡保持暢通，保持組織器官的正常功能，因而能緩解或消除高血壓、偏頭痛的不良症狀。

總結起來，金雞獨立的方法就是為疏通經絡。人體的腿部分佈着眾多經絡，如腎經、脾胃、肝膽經、膀胱經等。打通這些經絡，於是就能起到防病保健的作用。

引導氣血下流，有助益腎養肝

金雞獨立的健身方法，簡單而實用，不受時間和空間的限制，對廣大中老年人都是合適的，因此深受人們的喜愛。佛家思想強調，想要做成事情，必須要一心一意，若不能克服心中的焦躁，無法靜下心來，一切事情都是不可能不好。金雞獨立的練習，關鍵就是要集中意念，保持寧靜的心理，不要受到一些不良情緒的干擾，才能達到最佳的鍛煉效果。

腎臟出現問題，身體就會出現異常，而腎臟和腎經的功能是保持腿部的氣血正常流通。當注意力集中於腳底，氣血就會被引導至腿部，把腎經垃圾帶走，從而可以增強腎的功能。

人通過金雞獨立把氣血導向腳底，使心臟遠端的組織器官得到氣血的滋潤，全身的氣血都能暢通無阻，於是就起到了活血化淤的目的。氣血向下循環，能夠抑制肝火旺引起的氣血上涌，從而實現由太沖泄肝火的目的。氣血向下流通惡劣，便可以抑制脾失運化導致的胃經濕濁上逆，避免胃經的氣血上涌，消除脾經氣血的淤塞，增強脾經和胃經的調節能力。

金雞獨立的練習方法

將雙眼閉上，深呼吸調節心緒。把注意力轉向腳底，再將雙手自然放在身體兩側，任意抬起一隻腳，平穩地站立幾分鐘，注意在這個過程中不能睜開眼睛。

當雙眼微閉以後，不能看到外界的東西，因此並不是通過雙眼和參照物來調節平衡，而是通過大腦神經控制身體，對各個器官的平衡進行調節。所以，此時一定要保持平靜的心緒，不能有私心雜念，否則很難以完成的。

剛開始練習金雞獨立的時候，可能有不少練習者會感覺經絡酸痛，其實這是起到了鍛煉效果的表現，當某條經絡得到鍛煉和疏通，它對應的臟腑和循行的部位也得到很好的調節，由該經絡引起的異常就能得到緩解或消除。

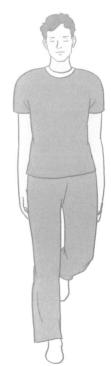

長期堅持練習金雞獨立，根據對氣血的影響，能夠治療高血壓、糖尿病、頸腰椎病等，而且是起到立竿見影的效果。除此以外，還能防治小腦萎縮，預防美尼爾、痛風等病症，有效防治足寒症。

六大妙招
補腎精

　　面對快節奏的生活，每天要面對應接不暇的工作，時刻承受着巨大的壓力，特別是對於朝九晚五的上班族而言，每天工作下來疲憊不堪，腰膝酸軟，腎精嚴重缺乏。既然沒有多餘的鍛煉時間，可以採取一些小運動，抬抬腿、扭扭腰，便可以補足腎精。

　　腰部的兩腎之間為人體的脊柱，時刻都需要腎精來滋養。當腎精不足的時候，腰部肯定就會出現異常，嚴重的情況下就會感覺到刺痛感。由此可見，腰部的健康跟腎有密切聯繫。比如很多中老年人患腰椎間盤突出，可能就是由於勞累過度，或者是性生活不檢點而造成的，因為這些行為會導致人的精氣大量消耗，從而出現腰背疼痛的現象。

　　對於男性而言，腰背疼痛、酸軟是很常見的現象。因此，在民間也有很多人總結了關於腰部保健的方法，用特定的鍛煉方法來強腎，起到益精補腎的作用。腰部鍛煉的方法有很多，可以做一些腰部保健操，做做腰部保健按摩等，都能夠刺激人體的器官和經絡，增強人體的調節功能，使腰部的氣血更流暢，從而緩解腰部疼痛的狀況。

腰部按摩操護腰養腎

　　中醫認為護腰要通過養腎來實現，這是解決問題的根本之道。對中老年人而言，經常做腰眼按摩，能夠防治因腎虧所致的慢肌勞損、腰酸背痛等症狀，具體可以採用以下兩種方法：

第一，將雙手手掌相對，然後用力搓揉，感覺手心發燙後放到腰部，手掌朝向皮膚，來回搓揉按摩腰部，感覺發熱為止。每天早晚各做一輪，每輪做300次左右為宜。這種按摩方式能夠補腎納氣。

第二，把雙手鬆握成拳頭，手臂向後，用兩拇指的掌關節突出部位，自然搓揉腰眼部位，朝着內部做環形旋轉按摩，逐漸用力到感覺酸脹感為好，持續按摩10分鐘左右，每天堅持做3遍，可以益精強腎。

除了腰部按摩外，還有很多行之有效的鍛煉方法，下面再介紹幾種簡便易行的操作：

轉胯回旋鍛煉腰背

站立身體，把兩腿自然分開，比雙肩稍寬，雙手叉住腰部，調勻氣息。以腰部作為中軸線，按順時針方向扭胯，作水平旋轉的動作，然後再朝相反的方向作同樣的轉動，速度從慢到快，旋轉的幅度從小到大。就這樣兩個方向重複20次左右即可。需要注意的是，上身處於保持直立的狀態，腰部隨胯部的扭動而旋轉，保持身體的協調性和平衡性。

拱橋式鍛煉腰背

把身體仰臥於床上或者乾淨的地板上，雙腿屈曲，以頭部、雙腳掌和雙肘部作為支撐點發力把臀部向上抬起，每輪重複做20次，每天堅持鍛煉。對於身體比較好的人，可以放開手臂的支撐，將雙手自然放置到胸部，鍛煉的效果會更好。

交替叩擊式鍛煉腰背

站立身體，將兩腿自然分開，雙腿稍稍比肩寬一點，雙腿微微彎曲，雙手半握拳，雙臂呈自然下垂狀態。先朝左轉動腰部，再朝右轉動腰部。

在轉動的同時，兩臂隨着腰部的左右轉動而前後自然擺動，並借擺臂的動力，用左右手交替叩擊腰背部與小腹部位，力量大小根據實際情況，感覺舒適為主，重複做30次左右即可。每天堅持鍛煉，能起到益精養腎的作用。

雙手攀足式鍛煉腰背

自然站立身體，全身肌肉放鬆，雙腿微微分開。把雙臂向上舉起，上肢隨之後仰，根據自己的身體情況看，盡可能後仰到最大限度為止。保持彎曲的姿勢，接着身體前屈，雙手向下移動，用手觸及雙腳，如果不能觸及雙腳，也要盡量加大幅度，保持姿勢數秒鐘，逐漸恢復原來體位。連續做20次左右，每天堅持鍛煉，有良好的養生保健作用。

前屈後伸式鍛煉腰背

自然站立，雙腿分開與肩部同寬，雙手叉住腰部，然後腰部充分的前屈和後伸，每輪做10次左右，每天堅持鍛煉。注意在做的時候盡量放鬆腰部肌肉，注意保持身體平衡。

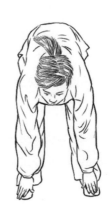

腰部鍛煉有很不錯的保健效果，但是因為腰部的脊椎相對脆弱，所以，一定要量力而行，注意保護好腰椎，避免在這過程中意外損傷。不僅如此，老年人或高血壓患者，彎腰時動作要慢些，而且要保持好平衡，防止意外摔倒。

吐故納新：
益精強腎延衰

　　根據道家養生術，所謂"吐故納新"，就是指吐出濁氣、吸進清氣。用更科學的話來説，也就是人們通過特定的呼吸方法，把體內的二氧化碳排出來，進而呼吸進大量的氧氣，以促進身體血液循環，增強人體代謝。吐故納新能益精強腎，延緩衰老。

　　對於吐故納新，在春天的時候是最合適的，因為春季萬物復蘇，大自然生機勃勃，新鮮的空氣更能滋養五臟六腑。學會吐故納新的方法，可以補充體內的陽氣，讓人感覺精力充沛、身心愉悦，當然，既然身心愉悦，自然就可以延年益壽。

吐故納新養生的原理

　　人只要存在生命活動，就必須要呼吸，有充足的氧氣供給，因而時刻都離不開"吐故納新"。吐故納新的養生，在中國古代就已經有記載，當時人們把這種方法稱作是"回春術"。通過吐故納新達到預防疾病、延緩衰老的目的。

　　人在不斷呼吸的過程中，通過體內組織細胞來完成，也就是説，通過呼吸系統和血液循環系統來實現的。在人體當中，肺臟是實現吐故納新的器官。人的氣管連接肺部，當人在呼吸時，不斷從鼻孔吸入氧氣，氧氣從氣管流入到兩肺裏。支氣管又分成大量的小氣管，也就是毛細血管。當人吸進新鮮氧氣時，會擴散到毛細血管中，伴隨血液的循環，氧氣便會被輸送到全身各個部位，從而為代謝提供能量。相反，當人呼氣的時候，隨着血液循環，新陳代謝所產生的二氧化碳被輸送到肺泡裏，然後經過支氣管彙集到氣管裏，最終從氣管中排出來。

吐故納新需要掌握要訣

吐故納新的方法，需要掌握科學合理的方法，主要需注意三方面：

首先，吐氣發聲採用逆腹式呼吸。基本要領為：鼻吸氣時，胸腔慢慢擴張，而腹部隨之微微內收，口呼氣時則與此相反。這種呼吸方法使橫膈膜升降幅度增大，對人體臟腑產生類似按摩的作用，能促進身體氣血的流通。

其次，注意口型的變化與氣息的流動。體內氣息的流通，必定會受到喉、舌、齒、牙和唇的影響，人的嘴型不同，氣息流動的線路也會不一樣。所以，必須要掌握好口型，否則難以實現理想的效果。在剛開始練習的時候，要堅持“先出聲，後無聲”的原則。對於初學的人，應該使用吐氣出聲的方法，可以訓練口型與讀音的準確性；過一段時間以後，可以慢慢過渡為吐氣輕聲，漸至勻細而柔長；最後熟練掌握方法後，便可以採用吐氣無聲的方法。

再次，將意念和動作、吐氣和發聲結合起來，避免不協調的狀況。全身要放鬆自然，神態自若，排除心中的雜念，較輕柔地呼吸並漸漸放緩，使氣息和意念完美結合。

正確的呼吸才能“吐故納新”

人離不開呼吸，而養生需要掌握正確的呼吸方法，這樣才能實現益精回春、減緩衰老、防病保健的作用，具體分為三種呼吸方法：

腹式呼吸

這種呼吸方法是在吸氣的時候，使腹部向外凸起，然後慢慢吐氣，使腹部向內凹陷。腹式呼吸操作簡單，基本不受時間、地點的限制，只要有空閑時間就可以做，而通常是躺在床上做最好。具體操作方法如下：平躺在床上，排除心中的雜念。把雙手放在肚臍下，緩慢的地吸氧氣，然後再瞬間將它大口吐出。腹式呼吸法要求精神貫一，堅持做幾分鐘能夠加速血液循環，使人感到感到全身清爽，肌膚紅潤，同時能增強食慾。

吸縮呼脹

吸縮呼脹發正好與腹式呼吸相反，也是一種不錯的吐納法。自然坐立，也可以自然站立，先調整呼吸，把肺中污濁氣體排出，放鬆全身肌肉放鬆，接着開始努力吸氣，有意識地用勁將腹部用力往裏收縮，直到不能收縮為止，再讓肩部處於完全鬆弛狀態；開始慢慢吐出空氣，同時使腹部脹起來，反覆做5次左右即可。在呼吸的過程中，吸氣的時候把舌尖抵於上齒後面，利用鼻子來吸氣；吐氣的時候把舌頭附在下頜部位，從口中吐氣。同時，呼吸的時候要集中精力感覺到氣流抵達全身。

回春呼吸

這種呼吸法相對比較複雜，因為是腹式呼吸法和吸縮呼脹法的結合，同時又加上了縮肛運動，統稱為"回春式呼吸法"。具體操作如下：深深的吸氣，同時有意識地讓腹部凹下去，在這個過程中，還要將肛門的括約肌收緊；相反，吸完氣以後開始吐氣，吐氣時有意識地使腹部凸起，同時讓肛門的括約肌逐漸鬆弛。不論呼氣還是吸氣，要緩慢而均勻，而且應當細長，全身肌肉要保持鬆弛狀態。反覆多次練習，能起到益腎強精的效果。

抖腎：
解疲強腎通氣血

　　絕大多數中老年人都出現腎氣虛弱的狀況。同時，長期從事腦力勞動的人也容易出現類似的問題。腎氣虧虛以後，往往容易感覺疲勞，易出現失眠、感冒等症狀。其實，主要是人們在生活中消耗了太多腎氣，注意時常"抖抖腎"，能夠使腎精漸漸旺盛起來。

　　中醫所說的抖腎，其實就是通過科學的抖動身體，從而刺激腎腧穴，最後實現益精養腎的目的。抖動身體時，能夠充分地按摩腎腧穴，在瞬間就能讓人體的陽氣生發，對短暫地緩解疲勞有很大的益處。而且只要能堅持，很多頑疾都能夠逐漸消失。

抖腎可通氣血

　　俗話說"百練不如一抖"，說的就是抖腎的養腎作用。抖腎這項運動，基本不受到時間和地點的限制，只要能容納一個人的空間，便可以開展這樣的活動，方便操作，同時效果顯着。

作用	原理
增強肌骨功能	增強人體肌肉活動力，增強各關節的功能；疏通人體的經絡。經絡為人體生命活動樞紐，經絡保持暢通，有助於個器官的動作與協調，加速氣血物質循環。
調整人體的磁場	經過身體的顫抖，能夠調整好人體內的磁場，使其有序化、合理化排列，這樣就能使身體運行更順暢。人體顫抖，體內小磁場猶如玻璃板上的鐵屑一樣，有序化地排列。對人體磁場進行順序改變，可以促進氣血循環，增強新陳代謝。

腎陽不足是疾病的根源

　　平時，很多人久坐不動，致使腎臟的功能出現異常，其實只要動一動，一般能夠解決腎臟出現的問題。現實中有不少人認為自己的身體很差，尤其是氣虛不足，但是又找不出原因，實際上，人們出現的諸多病症，絕大部分因為腎精不足造成的，即便是很多不可治癒的疑難病症都是這樣的。比如像糖尿病、高脂血症、痛風等症狀，全是因為身體受到了寒氣侵襲，而體內的腎陽又不足，體內陰陽失調，從而誘發各種疾病。然而，現實中絕大部分人並沒有意識到，不良的生活習慣和方式，恰好容易造成腎氣虧虛而產生疾病。經常吃冷飲、營養不均衡等，都容易使腎陽虧虛。同時，人們熱衷於使用各種抗生素，更加重了這種狀況。

行走時手捂兩腎可養腎

　　在行走的時候，用兩手捂住兩腎，呼吸要和走路的速度相配合，一步一步踏實走。同時，用舌尖抵住上牙齦，當口中出現唾液時，把唾液分幾口咽入肚內，唾液是養生的大藥，因此不能吐掉。跑步鍛煉不宜太快，應該是慢跑，而且跑每一步都要腳跟先着地，配合有規律的呼吸，而且每一次呼吸都要徹底，這可以增強心肺功能。這種方法有兩方面作用：首先，排出體內的濁氣，呼吸新鮮空氣，加強體液的循環。其次，能夠調動腎經，增強腎的功能。

顫抖的具體操作方法

　　站立身體，雙腳分開，略寬於肩部，放鬆身心，微閉雙眼，雙腿微曲。把雙手握成拳頭，然後貼在腎俞的位置，利用下肢帶動全身，做全身的抖動。同時，兩臂兩手跟着下肢上下活動。需要注意的是，保持放鬆的狀態。

　　顫抖既能單獨鍛煉，還可以作為其他活動的熱身運動。比如在做太極拳、太極劍之前，可以用這項運動作為準備活動。通過顫抖，開發出各個

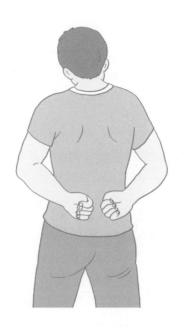

部位的功能。在寒冷的冬季，最好在做其他運動前抖動30分鐘左右。膝關節在抖動的時候，會帶動整個身體的抖動，而雙手虛空握拳僅僅是貼在腎俞位置，只需要跟着身體相對運動就行，其實這個過程中，雙手對身體已經有足夠的摩擦。做完這項運動後，要保持身體站立，多做幾次深呼吸，把體內的濁氣拍出來。

鍛煉與飲食要結合

養腎益精，不但需要合理的鍛煉，而且還需要跟飲食調理相結合。生薑可以益精養腎，能使腎水中的真陽升騰，但不能晚上吃，否則容易傷身體。另外，可以用松花粉來補足腎陽。松花粉吸收了松樹的元氣，經過了長時間的積澱，因而裏面具有豐富的營養物質。松花性甘溫無毒，能溫補五陽，也就是心、肝、脾、肺、腎的陽氣。最重要的是，它對腎陽有強大的滋補作用，能扶騰腎水，保持腎臟有旺盛的真陽之氣，堪稱補腎陽的〝靈丹妙藥〞。

第**6**章

調整習慣
　　保真養腎⋯⋯⋯⋯⋯

細節決定益精強腎的成敗，男性腎氣虛虛，除了先天遺傳因素外，後天不良的行為習慣和生活方式有密切聯繫，如過度縱慾、嗜好煙酒、長期熬夜、濫用藥物等，都會耗損人體的精氣。養腎處處有學問，事事重細節，做一個有心之人，養成良好的行為習慣，保足體內的真氣，生命之光才會永存。

控制性生活，
保持體內的真氣

　　性生活是一種正常的生理需求，但是，中醫常認為 "慾不可早、慾不可多"，就是說不能太年輕時就有性生活，同時不能過度。慾多便會損精，如果人的精血受到損耗，就會出現兩眼昏花、眼睛無神、肌肉消瘦、牙齒脫落等症狀。人一定要有理性，能控制自己的身體，同時也要控制住自己的情慾，否則的話，就會因為慾念而耗散了精，喪失掉真陽元氣。

適當的性生活有益身體

　　適當的性生活，對男性女性都是有好處，因為性生活能釋放過度的陽氣，維持體內陰陽平衡，有助於雙方的身心健康。適當的性生活能陰陽互補，夠愉悅身心。而如果長期缺乏正常的性生活，人的情緒容易波動，甚至容易出現各種疾病。但是要禁忌性生活過度，以免過度損傷體內的精氣。

房事要隨季節的改變而調整

　　人體內的精氣會受到各種因素的影響，所以除了要有節制地進行性生活，在不同的季節和時令，還有不同的環境中，都應該注意保養精氣。比如在萬物生發的春季，人體代謝機能相對旺盛，生殖系統、內分泌系統也處於相對活躍期，因而會感覺性慾高漲，在這樣的季節，保持適當的性生活，能夠調節人體的氣血，保持身體健康。相反，在炎熱的夏季，由於人體的精氣消耗比較大，應當適當縮減性生活。在萬物蕭條的秋季，也是體內代謝不活躍的時期，應該適當減少性生活，蓄養精氣。俗話説："冬不潛藏，來年必虛。"因此，中醫養生學裏，冬季更應該控制性生活，避免過度耗傷體內的精氣。

過度的性生活損傷元氣

中醫認為，色慾過度傷人之精、氣、神。然而，精、氣、神又是人體中的"三寶"。所以，要想要好精氣，必須節制地過性生活。過度縱慾容易耗損精氣，導致性功能障礙，同時會加速人的衰老。

過早、過度的房事，對男性女性都是不好的，女性容易傷血，而男性容易傷精。所以，古代的養生家始終認為，房事不能過多，人應該要有理性，學會控制自己的身體，控制住自己的情慾，否則因為一時貪戀，會大傷體內的精氣。

> **性生活過度有如下表現：**
>
> 　　精神倦怠，萎靡不振，無法集中注意力，工作效率低下；全身乏力，腰酸背痛，頭重腳輕；面色蒼白、面容憔悴，身體消瘦；氣短心跳，失眠多夢，多出虛汗；食慾下降，胃口不開，心煩噁心。

如果有上面的任何一種反應，都應該要審視自己，很有可能是房事過度而消耗太多精氣而導致的。對於性生活過度而產生的不良反應，正常情況只需要飲食調理，還有控制性生活，便能夠改善身體和精神狀態。當腎精嚴重缺乏時，依舊無節制地過性生活，那以後就很難恢復了。

夫妻生活應該注意的問題

做法	原因
不能疲勞過性生活	人體疲勞後，體內的精氣不足，如果此時還進行性生活，會加劇精氣消耗，讓人更加疲勞，而且有損人體健康。況且，疲勞時過性生活，通常難以達到理想的狀態。
雙方愉悦時過性生活	夫妻之間，如果有人情緒不佳，不願意配合，會產生情緒上的反感。如果長期這樣，容易產生性冷淡，導致男方陽痿。
不能酒後過性生活	有的男人酒後性慾高漲，覺得精神煥發，經常會在這時過性生活。實際上，酒後性生活，很容易誘發陽痿、早泄。
要講究衛生	如果在髒亂不堪的環境裏中進行房事，會影響人的心情，所以應該營造良好的環境氛圍。從衛生方面來講，更重要的是注意性器官的衛生，否則容易在這過程中相互感染，不利於雙方的健康。
在性生活時，要保持適度的飽脹感	如果吃得過飽，會使胃腸道充盈並充血，大腦以及其他器官的血液供應相對缺乏，所以，在吃完飯以後，不要立刻過性生活；相反，人太饑餓的時候也不宜過性生活，因為人處於饑餓狀態，人的能量不足，缺乏精力，往往不能使對方滿足。
不要"五更色"	所謂的五更色，也就是指在黎明前進行房事。因為在這個時候進行房事，男女都得不到休息，消耗大量的精氣，第二天容易感覺到疲倦，會影響白天的生活。

憋尿傷害
腎臟健康

　　因為各種各樣的原因，很多人都有憋尿的經歷，往往都對憋尿的危害沒有足夠的認識。其實，憋尿對身體的危害是不小的，特別是對腎臟有很大的影響。尤其是男性，經常憋尿會傷害腎臟功能，從而出現因腎臟功能異常而引起的疾病，所以平時千萬不要憋尿。

　　在想要小便的時候，不少人常常強忍着尿液。由於擔心尿液不自主地排出，沾濕床褥或者衣褲，從而加重了精神負擔，長期下去，便會誘發精神性遺尿。對於老年人而言，經常性憋尿，使得膀胱頸部和後尿道部長期處於充血狀態，容易誘發泌尿系統疾病。

　　絕大多數人都有憋尿的不良習慣，認為不會對身體造成不良的影響。當然，並不是人們自己想憋尿，而是由於客觀原因限制而不得不憋尿。人們出門在外，很多時候找不到廁所，只得憋住，找到合適的地方才尿出來。實際上，憋尿會導致不少後遺症，傷害膀胱、腎臟等泌尿系統器官的功能。

養生小見聞

　　李峰是一家銀行的主管，業務十分繁忙。為了能節約時間，提高辦事的效率，他平時甚至刻意少喝水，開會時，為了自己的風度，有尿意了也不上廁所，每次都忍着。

　　因為長時間憋尿，李峰在小便的時候，偶爾會感覺到小腹脹痛，尿道像火燒一樣刺痛，醫生告訴他是憋尿導致的。雖然剛開始的時候，李峰盡量改變了憋尿的毛病，但是後來由於工作實在太忙，憋尿也就成了家常便飯。

　　隨着年齡不斷增大，他發現自己腸胃不好、腎功能也不好，有時候有尿意了，到廁所半天也尿不出來。為了治病，李峰購買了很多藥，家裏、辦公室裏，到處都能見到他購買的藥物，維他命、消炎藥、補腎藥等，下屬都在背地裏說他是 " 藥罐子 "。

憋尿可能導致泌尿系統疾病

　　因為各種各樣的原因，人們有了尿意而不去及時排除，這對健康是十分不利的。其實，排尿就等於是排毒，經常排出尿液，可以及時排除體內的代謝廢物，同時對泌尿系統有自淨作用。倘若長時間憋尿，會使得膀胱受到尿液的壓力而膨脹，膀胱壁血管受到強力壓迫，使得膀胱黏膜缺血，從而導致抵抗力降低，由於憋尿而使泌尿系統感染。如此一來，病菌很容易侵入體內，容易患尿道炎、膀胱炎等疾病。

　　長時間憋尿，會導致生理和心理方面緊張，如果患有高血壓疾病、冠心病等，會加重這類疾病，無異於雪上加霜。有的中老年人患有前列腺肥大，而憋尿又會加重疾病帶來的痛苦。

　　長期憋尿的人，由於沒有及時排除尿液，肝臟、腎臟等器官中的毒素無法及時排出體外，而尿液長時間存儲在體內，一些毒素就可能會侵襲膀胱，最後導致膀胱癌。有美國科學家研究，經常憋尿的人群，更容易患膀胱癌，有的甚至高出好幾倍。所以，憋尿是非常不好的習慣，對於體質不好的中老年人，必須養成定時排尿的好習慣。

憋尿可能會使膀胱破裂

　　老年人的年齡越大，思維變得越遲鈍，其實就是腎經系統變得不敏感，對於膀胱內壓力升高，反應也變得遲鈍起來。以此同時，老年人的肌肉彈性減弱，膀胱平滑肌纖維的韌性變差，受力後極其容易破裂。由此可見，其實長時間地強行憋尿。使得膀胱內的尿液不斷增加，從而也增加膀胱的壓力，使得膀胱平滑肌強烈受力，當達到膀胱的承受限度後，很容易發生破裂。不僅如此，膀胱破裂後尿液外滲會引起腹膜炎，會發生腹部劇痛，甚至會使人休克而危及生命。

【長期憋尿出現"漏尿"的狀況】不少中老年男性中長期憋尿，最後導致了"漏尿"的狀況，其中一種就是張力性尿失禁。如果把老年人的前列腺比作水袋口，而前列腺肥大的人，往往尿道口比較狹窄，加上憋很多的尿，就會使尿道口更小。當水袋裏的水太多了，但是又不及時打開出口放水，水的壓力就會膨脹水袋，水便會從出口的縫隙流出來。很多男性隨着年齡的增長，容易患支氣管炎、肺氣腫以及前列腺增生等，如果經常憋尿，只要一咳嗽、打噴嚏等，使腹部受到擠壓，就會使水袋受到擠壓而流出水來，在醫學上就叫做"漏尿"。

良好的睡眠
是補腎的良藥

　　睡眠就是滋補腎精的良藥，而且比任何養生的藥物還要好。長期睡眠不足，會導致氣血虛弱，而氣血不足會傷及肝、脾、肺、腎五臟六腑，五臟勞損，身體抗病能力大大下降，便很容易生病。所以，要通過良好的睡眠來養腎，保持腎臟有很好的功能，以便為人體提供足夠的精氣。

睡眠足，精氣足

　　充足的睡眠能夠保證充足的氣血，讓人看起來容光煥發，精氣神十足。因而，在日常生活中，如果頭一天晚上睡眠不足，第二天會感覺疲憊不堪，做什麼事情都無法集中精力，使得工作效率大幅下降。偶爾的睡眠時間不足或睡眠質量不高，只需要經過適當的調整，精氣就能夠恢復正常，但是，如果養成不良的睡眠習慣，體能長期得不到補充，那人的身體就容易疲乏，甚至會出現精神恍惚，很難以調整過來。因此，如果感覺非常疲勞，必須經過休息才能調整，就算是一刻鐘的休息，也能很好地緩解疲勞的神經。

　　在人們的日常生活中，正常情況下很少會不睡覺，而更多的是無意形成的，比如經常加班加點；深夜了還看電視、玩游戲；工作中忙於人際應酬，不知不覺中就使得睡眠不足。無論是長時間熬夜還是睡眠質量不好，其實對人體的不良影響都是一樣的。

睡眠不足危害多多

　　由於人的精力很有限，不可能永遠不停地運轉下去。所以，如果長期睡眠不好，對自身的健康有很大害處。

症狀	原因
極容易使人發胖	因為人的睡眠長期得不到保證，便會影響體內血糖平衡，很多時候會感覺到饑餓，從而不自覺地吃大量的食物，最終讓人的身體發胖。
心理容易波動	如果長期處於睡眠缺乏狀態，會使人的情緒不穩定，出現煩躁心理，而心情不好便會傷及肝、脾、腎等器官，使身體代謝無法正常運轉，抵抗能力下降，從而引發很多病變。有研究發現，每天睡眠不足7個小時的人群，患病的概率要比正常睡眠的人群多3倍，因此睡眠對保障健康是很重要的。
會加速人體衰老	經常的熬夜，很容易出現"未老先衰"的狀況。

怎樣保證良好的睡眠

學會放鬆自己

　　人的睡眠分為生理睡眠和心理睡眠。生理睡眠就是讓全身放鬆，使身體各個器官的能量得到回復。心理睡眠就是人的潛意識對睡眠的一種滿足感，是對精神的調養。因此，在每天睡覺前，即便是睡不着，也要全面放鬆自己，閉目養生也是好辦法，不要老惦記着心事，應讓自己處於完全放鬆的狀態，慢慢地進入深度睡眠狀態。

保證睡眠的質與量

　　睡眠質量其實包括兩個方面，也就是質與量。睡眠的質就是睡眠的狀態，深度睡眠是質量的保證；睡眠的量就是從睡眠時間長短，睡眠時間不是越多越好，而是要因人而異。人的年齡越小，需要的睡眠的時間就越多，而隨着年齡不斷增長，需要的睡眠的時間會逐漸縮短。一個人失眠的時間，正常都要睡上8個以上，但對有的中老年人，只要自己感覺精神煥發，工作不感覺疲勞，也可以適當縮短睡眠時間。如果對睡眠的量過分計較，每天長時間睡覺，會打亂人體的生物鐘，反而對身體是沒有好處。

培養良好飲食習慣

一日三餐補充能量，但是要結合睡覺的時間來決定每天的進餐。晚上睡覺前，不能吃得太飽，也不能空腹睡覺，應當堅持適度原則。每天臨睡之前，可以吃點奶製品或喝一杯牛奶，這樣能夠讓人快速入眠。千萬不要在睡前飲大量含酒精的飲料，更不應該喝酒，因為酒精會使人大腦興奮，讓人難以入睡。平時有的人為了睡好覺，會喝大量的酒，其實這反而會影響睡眠的質量。兩外，睡前不要和咖啡、濃茶、可樂等，因為這些飲料會使大腦神經能產生興奮，讓人難以入眠。

小細節保證好睡眠

睡眠不足會造成許多身心的傷害，人的身體會倦怠，思考能力會下降、警覺力和判斷力會削弱，最大的危害還是使身體免疫能力下降，從而無法抵抗病菌的侵襲。所以，平時應該注意保持充足的睡眠。

注意睡眠時間

一年四季，不同的時節有不同的睡眠時間，春夏季節要"晚臥早起"，秋要"早臥早起"，冬季要"早臥晚起"。正常要保證8個小時，中老年人起碼也要7個小時。

注意睡覺時間段

人體都有自己的生物鐘，一定要遵循生物鐘的規律，保證睡眠作息時間的確定性，不能想睡就睡，想起就起，正常應該養成"早睡早起"的好習慣。

注意睡覺姿勢

良好的睡姿能夠保證睡眠質量，而且有助於保護人體中的肝臟、腎臟等器官。睡覺的時候保持弓形身體，有助於保護器官。因為人的心臟在身體左側，向右側臥睡覺的姿勢，能夠減輕對心臟的壓迫。另外，雙手不要放在心臟附近，以免噩夢中驚醒而影響睡眠質量。

注意睡眠方向

由於人會受到地球磁場的影響，在睡眠的過程中，大腦會受到磁場的干擾。所以，睡覺時頭北腳南，可以讓磁力線平穩地穿過人體，減輕磁場的干擾力度。

抽煙喝酒耗損精氣，
男人要遠離煙酒

　　在現代社會中，人們的交往越來越密切，很多男性朋友面對職場、面對交際，為了能夠處理好人際關係，不會抽煙喝酒的人也學會了抽煙喝酒，而且有的人對煙酒已經上癮了，沒有煙酒反而感覺不習慣。事實上，很多不良的生活習慣，不知不覺中傷害着體內的臟腑。

　　"吸煙有害健康"、"喝酒傷身"，這是生活中常見的。但是，由於各種各樣的原因，很多人平時經常抽煙，每天都喝大量的酒，使自己的健康狀況越來越不樂觀。實際上，煙酒之所以傷害人體健康，主要是傷及人的臟腑。很多人腎氣的衰弱，臟腑功能的衰退，並非一朝一夕形成的，而是由於長期不良習慣而導致的。因此，想要擁有健康的身體，想要有旺盛的腎精，那就不要做傷害腎氣的行為。在日常生活中，必須養成良好的生活習慣，過真正健康的生活，以免損傷臟腑之氣。

養生見聞

　　嚴先生基本上每天都要去應酬，而在這種場合，煙酒是少不了的，雖然自己不想抽煙，但是由於長時間處於抽煙喝酒的場合，後來逐漸離不開了。

　　隨着年齡越來越大，嚴先生明顯感覺到身體狀況下降了，平時經常出現身體乏力、口乾舌燥、胃口不好的狀況，而且還出現尿頻尿急的症狀。他在家人的陪同下到醫院做了檢查，醫生告訴他出現了腎氣虧虛的狀況，必須戒掉煙酒，否則極有可能導致痛風、高血壓、肝硬化等疾病，甚至誘發癌症。

煙酒對腎功能的巨大傷害

　　在炎熱的夏天，很多男性朋友喜歡吃海鮮，喝着冰鎮的啤酒，同時不斷抽煙，感覺生活很愜意。實際上，這種習慣是最容易傷及腎臟的，如果長期養成不健康的生活方式和不良習慣，會損害臟腑的功能，尤其是對於很多中年男性，傷及腎氣會導致性功能下降，容易產生夫妻關係不和諧，甚至導致家庭破裂。

　　其實，很多人都是迫於生活而抽煙喝酒，也知曉其中的危害，但是很多時候都無法戒掉，感覺戒煙戒酒"比登天還難"，其實這就是煙酒上癮的表現。由於神經系統長期受到煙酒裏的有害物侵襲，久而久之就被麻痺了，最終產生了依賴性，到達這種程度就很危險了。

戒煙戒酒有妙招

　　眾所週知，煙酒對人的身體會有巨大的傷害，對於很多經常吸煙飲酒的男性朋友，到底應該如何戒掉它們呢？的確，在社會中生活，有時離不開煙酒，但是我們可以控制它，使自己養成良好的生活習慣，並且掌握適當的方法便可以戒掉煙酒了。

解酒

平時經常喝酒的人，可以自製醒酒湯，盡量降低酒精對臟腑的損害。具體製作方法如下：準備100克綠豆、20克甘草。將綠豆和甘草放入鍋裏，加入清水煮開，然後加入適量的紅糖或白糖，喝完以後能起到提神解酒的功效，降低酒精對人體的傷害。倘若家裏沒有甘草，直接用綠豆就行，也有不錯的解酒作用，除此以外，在街上可以購買到烏梅湯，對喝完酒的人也有解酒的作用。

戒煙

每天早上起床後，將白蘿蔔切成細絲，然後放入適量的白醋和白糖（目的是讓味道更好），同時，可以加入適量的陳皮，以便除掉白蘿蔔的辛辣味。材料全部放到碗裏拌均勻。經常吃這道小菜，可以降低對煙的依賴感。只要能夠長期堅持吃，煙癮小的人，很快就能夠戒掉，而煙癮大的人，可以慢慢減少對煙的依賴，再加以其他輔助的方法，便可以逐漸戒掉煙癮。

過度補腎像吃毒藥

　　在現實生活中，有的男性朋友感覺自己性功能減退，於是就認為是腎虛的表現。因此，為了增強自己的性功能，購買大量的補腎藥物。實際上，很多男性疾病，包括性功能減退，其誘發的因素是多方面的，千萬不能將其與腎虛等同起來，更不能盲目進行藥補。

　　目前，不少男性朋友熱衷於補腎，但是往往陷入到補腎的誤區。絕大多數人認為，既然自己出現腎虛，那就應該多用名貴的藥物補一補，於是就會服用大量補腎藥、壯陽藥。對很多中年男性來說，自己的性功能下降往往被視為腎虧虛，急於滋補腎氣，加上市場上的商家對消費者的誤導，使得人們把補腎藥當成神靈之藥，於是大補特補。

　　實際上，補腎過度同樣是不利於健康的。在市場上，不少商家把補腎與壯陽等同起來，使得人們買補腎藥錯買成了壯陽藥，而吃壯陽藥過多，會使人的陽氣過盛，出現流鼻血、易傷及臟腑之氣，最後反而傷及身體。針對滋養腎陽，就需要做到恰如其分、不偏不倚，只有維持好體內陰陽平衡，才能維持人體的健康。

補腎虧要分症對待

　　要判斷是不是真的腎虛，要從個人的實際表現來判別。同時，腎虛不是一味的腎陽虛，還有可能是腎陰虛。所以，要滋補腎虧腎虛，必須先判定是哪一類情況，從而實事求是地利用飲食、藥物等進行調理。

類別	症狀
腎陽虛	即腎臟陽氣虛衰，是腎臟陽氣衰竭表現的症候。多由素體陽虛，或年老腎虧，或久病傷腎，以及房勞過度等因素引起的。男性腎陽虛有如下表現：腰膝酸痛，畏寒肢冷，尤其是下肢最為嚴重，頭目眩暈，精神萎靡，面色白；或黧黑，舌淡胖苔白，脈沉弱；或陽痿，早泄。
腎陰虛	表現為口乾舌燥、皮膚瘙癢、失眠多夢、心情煩躁、腰酸膝軟、手足心熱、耳鳴頭暈等症狀。男性朋友經常出現腰痛的情況，也許是腎虛導致的，但千萬不能將腰痛與腎虛等同起來，其他的症狀表現也要看實際情況，不能盲目進補。

養生見聞

　　王先生是一個中年男人，最近在房事上有些力不從心。於是他認為自己是腎養虧虛，決定大補特補。正好在電視上看到了補腎藥的廣告，認為男人應該補補腎。而自己正好處於困境中，毫不猶豫就花了一千多塊錢買了3個療程的藥物。剛拿到藥物時，王先生感覺非常興奮，於是迫不及待地拿出來吃了幾次，起初的時候確實收到了不錯的效果。

　　然而，隨着時間的推移，王師傅出現了很多不良的反應。原來只是精神不振，偶爾會出現遺精、早泄等狀況，吃了一段時間後，經常感覺心悸氣短、頭暈眼花，而且連房事的慾望都沒有了，於是趕緊去看中醫，醫生告訴他是因為補陽太過，從而導致了陽盛劫陰，變成了陽亢陰虛。醫生最後還告訴他，不要盲目滋補腎氣，最好是用藥物調理，銀耳、燕窩、山藥等，都是不錯的調理食物。

腎陰腎陽維持平衡才最佳

　　想要維持身體的陰陽平衡，就應該陽虛補陽，陰虛滋陰。但是，不論是補陽還是滋陰，都應該適可而止，不能偏頗任何一方。現在很多年輕人都開始補腎，其實這是不健康的養生方式。通常情況下是不需要補腎的，只要注意飲食調理，保證有足夠的營養就行了。中老年男性隨着年齡的增長，身體變得越來越差，腎氣虧虛的狀況很正常，在加強藥物調養的同時，可以適當用藥物進行調理。

　　需要注意的是：許多補腎藥物都能壯陽，人過度使用會變得非常亢奮，反而會加劇腎精的消耗；如果出現腎陰虛，吃了以後容易加重虛勞之症。即便那些腎陽虧虛的人群，過量也容易加重身體的負擔，從而過度消耗體力。因此，其實很多補腎藥就是毒害身體的藥物，一定要慎重選擇。

補腎藥物過度易傷及臟腑

　　有的人認為，只要腎出現異常就應該補腎，不論有沒有壞處，從來從不會去考慮。實際上，補腎是為了調理好身體，是人體代謝更加平衡。當人在吃補品的時候，肯定需要臟腑來消化、吸收，自然就會加重臟腑的負荷，很容易導致五臟六腑的功能失調。同時，由於許多藥物都有副作用，甚至含有不少毒素，這會直接傷害臟腑，反而得不償失。

　　雖然補腎藥屬於保健品，毒素相對較小，但是身體沒有真正出現異常，吃完以後肯定對身體也不會有太多好處。比如，人參是一種名貴中藥，基本沒有人不喜歡它，但是對於身體正常的人來說，它基本是沒有什麼作用的。雖然人參能夠補元氣、抗衰老，但吃多了也會危害身體，出現亢熱、流鼻血等，這時，名貴的人參就等同於毒藥。總之，男性性功能減退，通常是由多種因素引起的，不能盲目認為是腎虛，因而不能盲目補腎。

熬夜
容易傷腎

　　不少男性平時工作比較繁忙，或者是因為碰到不順心的事情，開始有意無意地熬夜。長時間熬夜以後，會讓人身體疲乏、頭昏腦脹、精力渙散等，實際上，這都是因為長期熬夜造成的，由於睡眠不足，體內真氣過度消耗，因此就變得疲乏無力。

　　熬夜容易損傷身體，從理論上來説每個人都明白。但是卻由於各種各樣的原因而無法保證正常的作息，經常熬夜到凌晨，甚至有的還通宵，第二天照常上班，不知不覺中使自己體內的真火越來越弱，最後把身體都拖垮了。

熬夜的危害不容小視

　　人體機能的運轉是有一定規律的，必須要遵循這個規律，否則會傷及臟腑，使人的面色變得越來越差，甚至會加速人體衰老。也許有的人會驚訝。實際上，偶爾熬夜也許看不出太大的問題，因為可以經過調整而改變熬夜帶來的損耗，但是，如果長時間熬夜，便會損耗人體的精血，導致腎精不足，而體內陰陽失調，人體代謝就會出現異常，從而誘發某些病變。

　　長期熬夜，通常會出現如下不良症狀：首先，熬夜會使人體疲勞，身體的免疫能力下降，那就很容易患感冒、胃腸感染、過敏等。其次，熬夜的隔天會出現頭痛，上班或上課時經常會頭昏腦脹、注意力無法集中，甚

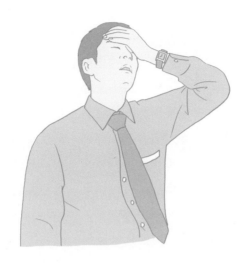

　　至會出現頭痛的現象，長期熬夜、失眠對記憶力也有無形的損傷。再次，氣色變差，臉色發青。由於沒有遵循生理的疾病規律，尤其是眼部肌肉得不到休息，導致血液循環不暢，從而引發黑眼圈、眼袋，而且使得白眼球佈滿血絲。面部毫無起色，整天沒精打采。更糟糕的是，過度熬夜會出現健忘、易怒、焦慮等症狀，有時候會誘發神經失常，做出某些不理智的行為。

養生見聞

　　李闖長時間熬夜，氣色變得越來越差，臉上都沒有血色了，同時原本消瘦的身體變得骨瘦如柴。後來，他發現自己不但白天沒有精力，而且曾經引以為豪的晚上創作也沒有精力了，做什麼事情都無法集中注意力，而且變得健忘起來。後來根據中醫學家分析，李闖就是因為長期熬夜，使得腎陽越來越不足，從而出現了這樣的狀況。

睡眠的生物鐘不可打破

中醫認為，白天屬陽，夜晚屬陰，而動養陽，靜養陰。也就是說，晚上睡覺就是養陰，而倘若長期熬夜，體內陰氣得不到滋養，會使得陰陽失調，從而導致抵抗力下降，很多疾病就會纏上身了。

也許有的人因為輕鬆娛樂而熬夜，感覺並沒有什麼大礙。實際上，即便在該睡覺的時間裏沒有進行高負荷的運轉，但是身體同樣是沒有得到休息，各組織器官的功能無法得以及時的恢復，對身體的傷害是沒有什麼區別的。許多人寧願花昂貴的價錢去買保健品，希望能養好自己的身體，但是忽略養生的最好的"藥物"——睡覺。

總而言之，如果說要問什麼是延年益壽的好方法，答案就是按規律睡覺。睡覺的過程是臟腑功能恢復的過程，也就是養精蓄銳的過程，只有得以足夠的休息，才能維持好體內陰陽，保障身體的健康，實現延年益壽的目的。

睡眠養腎的正常時間

養腎最好的時間就是子時和午時，所以要在這兩個時間段睡好覺。所謂的子午覺，也就是指子時和午時時期的休息。根據農曆甲子推斷，子時為晚上23點到次日凌晨1點，這段是腎氣恢復的時間段，因而要有良好的睡眠狀態。此時正常情況下應該是進入了深度睡眠的狀態而不應該熬夜。所謂的午時，指的就是11點到13點。不論手中工作有多繁忙，都應該進行適當的休息，以便養足精神，提高工作的效率。有的人忙於工作，可以閉目養神，適當打個盹，以免下午感覺困頓。因為人的身體在白天處於活躍期，所以午休的時間不要太久，通常只需要30分鐘左右即可。

總而言之，如果人長時間無法休息好，會大大傷害體內的真氣，是人體的真火越來越弱，最終會積勞成疾。所以，睡覺是大事，是養生的大事，每一個人都需要重視起來。

順應四時養好陽氣，
延年益壽

　　《內經》認為，陽氣猶如天上的太陽，如果沒有陽光的溫煦，人的壽命就會大大縮短。東漢醫學家張景岳認為：人體的溫度需要依靠陽氣來維護。陽氣旺盛，猶如日照當空，世間萬物才會旺盛生長；相反，缺乏陽氣的滋潤，萬物就會衰敗，而養陽氣需順應四時。

　　在中醫養生理論中，人們經常提到四時養生，也就是要順應四時的變換，而養腎是養生的一部分，當然要遵循自然道法，而且養腎更要注意四時的變換，做到起居有常，才能養足體內的陽氣，讓身體處於健康的狀態。

養生見聞

　　唐代著名詩人盧照鄰非常欣賞醫學家孫思邈，於是決定拜孫思邈為師。孫思邈研究出了很多養生方法，盧照鄰看了不知道其中的原理，感覺很奇怪，於是問自己的老師為什麼能夠保養好身體，基本上不會生病，而且還治療很多疑難雜症。孫思邈對他說："能夠對人體疾病透徹的瞭解，肯定是源於對天道變化的規律的掌握。"實際上，孫思邈的意思就是一年有四季變化，必須掌握四季變換的規律，其實也就是他所說的天道規律，同時還要順應四時的變化，這樣才能夠更好地防病保健。養生是這樣，養腎也是如此。

春季早睡早起，升發陽氣

　　春季萬物復蘇，生機勃勃，人體同樣如此。在春季開始時，人體內的陽氣十足。適時通過調理，能夠把很多頑疾消除。春季的時候，人體的陽氣向外散發，皮膚毛孔打開，很容易受到病菌的侵襲，所以人們容易患感冒，外受風寒、內受肝火相逼，身體容易出現問題。敲打膽經、三焦經通肝氣；對心包經進行刮痧活肝血；對背部刮痧去寒氣。

　　除了注意中醫調理，還需要注意其他的方面，在春季應該早睡早起，天黑了就應該睡覺，早上天亮就起床，然後到外面散散步。人體在春天要向外散氣，所以盡量穿寬鬆的服飾，如果穿過緊的衣服，無助於體內氣機的生發。由於春天容易困乏，所以不少人通過睡覺來彌補。沒完沒了的睡覺不利於體內陽氣的升發。如果春天沒有調理好，到了乾燥的夏季，很容易出現寒性病變。

【陽氣】陽氣發源於腎臟，腎是人體一身陽氣的根本，腎的陽氣受到損傷，會出現腰膝冷痛、陽痿遺精、夜尿頻多的症狀，極容易患風寒疾病；腎陽氣虛還會損害腎陰，導致人體缺乏腎陰，這就容易出現頭暈腦脹、耳鳴眼花、咽乾口燥等症狀。所以，只有體內陰陽調和，才能夠保證人體健康，從而延長人的壽命。

夏季補充能量，益氣養心

　　四季養生，夏季要養陽。在蓬勃的夏季，世間萬物都繁茂無比，人體的保養也要嚴格遵循這一規律。夏季白天比較長，應該調整春天形成的習慣，改為晚睡早起。由於夏季比較焦躁，人容易生煩悶之情，所以不應該輕易動怒，以免傷及內體。要順應自然界陰氣的不足，早點起床，有助於陽氣的散發；同時，晚上也適當睡晚一點，以便將過盛的陽氣宣泄掉。

　　在夏季的時候，因為氣候比較炎熱，氣血都充盈到人體外面，體內的陽氣也隨之外散，可能會使體內的缺乏陽氣，因此，夏天容易會出現胸悶、氣短、冒汗等情況。針對這種特定的狀況，應該注重養心。夏季雖然炎熱，但不應該隨便脫衣服，以免受寒氣的侵襲而傷害身體，導致體內陽氣過度散失。在飲食方面，不應該吃太多油膩的食物，應該以清淡飲食為主，而且要多喝湯來補水。此外，夏季光照強烈，應該多曬曬太陽，袪除體內的毒素，同時增強人體代謝，加大汗液的排除，從而使氣血通暢。

秋季潤燥益肺，收斂精氣

　　秋季相對乾燥，自然界萬物開始收斂、閉藏，人體也是一樣的。同時，秋季的白天在縮短，作息時間也應該適當調整，應該早睡早起，使體內的陽氣得以收藏，保持安定的情志。在飲食方面，秋季應該增加水果的進食量，尤其要多吃些梨，能夠降燥潤肺、生津止渴。

　　秋季養生不要忘記鍛煉，早上起來以後，可以做一些體育運動，強健筋骨。對中老年男性，要選擇增強呼吸功能、心肌功能的運動，有助於延年益壽。年老體虛的人群，也應該堅持鍛煉，不過運動項目不要過於激烈，以免損傷身體。最好的方法就是散步、打太極以及做保健操。

冬季早臥晚起，收藏陽氣

　　《內經》記載：冬日當早臥晚起。所以，在相對寒冷的冬季，要遵循早睡晚起的規律，增加晨練的時間。在出門鍛煉的時候因為室內外溫差比較大，所以要注意防寒保暖，以免受寒後產生疾患。當室外空氣質量不好的時候，可以選擇在室內開展適當的鍛煉。冬季適合鍛煉的項目有散步、慢跑、做操、打拳等。

　　冬季養生要養陰，中醫學家講究"冬藏"，要多吃些味道厚、有滋補功效的食物。另外，要注意精神調養，應當保持寧靜的心緒，不要輕易動怒，以便讓陽氣得以潛藏，平安順利地度過冬季。閒暇時間可以養些花花草草，以此為樂，可以怡情養性。

第 7 章

調節情志
　　養精妙法............

現代社會，男性的生活和工作壓力越來越大，暴躁、抑鬱、憂慮等不良情緒集聚心中，從而影響了自身的健康。長期集聚不良的情緒，會過度刺激體內臟腑，無形之中耗損體內的精氣。因而，平時要注意控制自己的情緒，調養自己的情志，心平氣和、坦然自若，以良好的情志養護臟腑。

調理情志，
不花錢也能養好腎

　　日常生活中，長壽的人往往性格開朗、心態平和，在飲食方面保持良好的飲食習慣，經常清淡飲食。另外，長壽的人一般熱愛運動，用一些小運動來怡情養性。其實長壽的人，都是注意自己的情志調節，以養腎促健康。

　　然而，由於每天要面對複雜的生活，生活的道路並不是一路平坦，總會有磕磕絆絆的時候，很多不如意的事情會影響人的心情。如果人們遇到傷心的事情，或者遭受到某種打擊，一味地陷入陰影而不能自拔，那就很容易影響腎的功能了。所以，調養情志是養護腎臟的好辦法。

飲食調理消除壞情緒

　　人的日常飲食不但能夠解除饑餓感，為人體代謝提供足夠的能量，同時還會影響到人的情緒。

　　如果平時經常吃肉，人體的腎上腺素水平會升高，這時候人可能就會變得比較興奮，脾氣變得暴躁，容易做出一些衝動的行為。而經常吃素的人，可能情緒會相對穩定一些，但是容易出現壓抑的情緒。如果人體缺乏維他命，人容易變得抑鬱，看待事物的眼光會比較消極，有時候甚至表現得冷漠無情。可見，日常飲食對人的情緒有不小的影響，因而要注意合理膳食，通過科學的飲食搭配來調節情緒。比如深海魚、香蕉、柚子、菠菜、櫻桃等，對人的情緒都有調節作用，使人變得開朗起來，自然對腎就有好處了。

合理宣泄消除壞情緒

有的人情緒不好時，往往會抱頭痛哭，或者是跑到海邊、曠野和高山上大喊，有的人還會拼命地運動，其實這是一種宣泄情緒的方式。所以，當出現不良情緒時，同樣應該學會通過簡單而實用的方式宣泄不良情緒。

大喊大叫之所以能夠緩解壓抑、緊張或痛苦的情緒，是因為通過大喊大叫，能夠給自己一個積極的暗示，這是從心理學角度來講。從醫學養生角度來講，這個過程中把心中的濁氣排出來，呼吸進新鮮的空氣，有助於促進體內血液的循環，自然就能把心中的鬱氣消除了。

然而，情感的宣泄不是毫無拘束的，而應該控制好自己的情緒，如果一味地放縱自己，反而會加重不良的情緒。宣泄情緒時，要選擇合適的時間和場合，在向別人傾訴的時候，要選擇好傾訴的對象，這樣才能實現理想的效果。

捶胸頓足排解不良情緒

日常生活中，人容易變得暴躁、煩悶，這會傷及五臟六腑的元氣，應該保持寧靜平和的心境。捶胸頓足有助於緩解不良情緒，同時還有助於人健康長壽。如果自己心生悶氣，或者是做出某件讓人高興的事情，總會用手拍打自己的胸部，實際上這是自然的發泄方式。

人在拍打胸部時，看起來好像只不過是拍打胸脯而已，實際上正好拍打了人體的是膻中穴。膻中穴主心，對人的情緒有直接的影響。所以人們拍打胸部時，正好拍打到了心窩的膻中穴，自然就能讓人排除不良情緒，使人心中產生快感。膻中穴控制着人的免疫系統，所以經常有意識地刺激，能夠增強人的免疫力。

為了調養情志，平時應該有意識地捶打胸部的膻中穴。把雙手十指相交叉，然後雙手合十，用適當的力量捶打胸部，感覺胸口發熱就可以了，這種方法能夠排解鬱氣。與此同時，又抖抖腎，起到養腎的作用。

閉目養神，手指敲彈物體養情志

雙手手指敲擊桌子的方法，非常容易操作，而且調節情緒的作用很不錯。由於人的全身都是穴位，當然手指也不例外。人的每一個指肚都有一個穴位，被稱為“十宣”，通過刺激這些穴位，可以起到開竅醒神的作用，所以在古代中醫中，經常通過刺激該穴位來治療高熱昏厥的症狀，是急救的要穴。不僅如此，在手指的指甲旁各有井穴，所以刺激井穴可以調節情志，讓人的不良情緒得以舒緩。

感覺自己疲倦或者情緒抑鬱的時候，先閉上雙眼，進行深呼吸，然後雙手在桌子上有節奏地敲打，可以緩解疲勞症狀，頓時精神起來。

轉移注意力控制情緒

生活中難免會碰到讓人不順心的事情，此時人的情緒容易激動，如果不注意有意識地控制，很容易爆發不良的情緒，最後做出不理智的行為。其實，輕易動怒還容易危害臟腑的元氣，不利於人體的健康。當發現自己的情緒難以控制時，可以適當轉移自己的注意力，比如玩遊戲、打球、下棋、聽音樂、看電影等，可以讓自己的心緒逐漸穩定下來，避免過度受到不良情緒的刺激。最好的方式是到寂靜的大自然中轉一轉，既能欣賞美麗的風景，又能呼吸新鮮空氣，這的確是一種不錯的養生保健方法。

增強身體應對
不良情緒的能力

　　喜怒哀樂是人之常情，在人的"七情"中，好的情志有利於身心健康，而不良的情緒猶如毒藥，可能會讓人疾病纏身。有的人膽小怕事，生活中"前怕狼後怕虎"，做什麼事情都很害怕，其實這種不良的心理容易耗損人的腎氣。

　　通常情況下，人體的陰陽處於平衡狀態，以保證身體各項生理功能正常運轉。從中醫養生角度來看，腎主恐，也就是説，腎臟掌控着人的恐懼情緒，反過來説，平時膽小怕事，讓自己時刻處於驚恐的環境中，肯定會傷及人的腎氣，就像毒藥一樣傷害着你的身體。

過度驚恐容易耗損腎氣

　　平時生活中，經常處於恐懼的心理狀態，整天惶惶不安，便會造成腎氣不固，從而表現為腰膝酸軟、心神不安，失眠多夢等症狀，有的老年人還可能會出現大小便失禁的情況。以現代生理學的觀點來看，當人受到驚恐的刺激，首先刺激的是人的神經系統，可能會出現耳鳴、耳聾、頭昏腦脹等，進而會直接影響到男性的性功能，出現性功能障礙。

　　除此以外，養生專家認為，經常感覺提心吊膽的人，會使全身肌肉、經絡處於過度緊張狀態，從體內的表現來看，五臟六腑處於高負荷的狀態，因而會產生疲勞，使得元氣過度損傷。人們常説"思傷脾，恐傷腎"，這表明了驚恐情緒對腎的不良影響。

適當的刺激有益於臟腑

中醫認為，過度驚恐便會損傷腎氣。所以，平時要注意調節自己的情緒，碰到意外事情要保持淡定，保持神志清醒和思維正常，這樣就能消除恐懼心理，減少恐懼過度所產生的不良影響。

不能一味地排斥恐懼感，因為適當的擔心驚恐對身體是有一定好處的。打一個比方：平時容易感冒的人，一般不容易患其他的重大疾病，而對於數年都不生病的人，只要生病，也許就難以治癒。為什麼？因為偶爾生病能增強身體的免疫力，使身體抗病毒能力得以增強。所以，平時在心理上偶爾受到一點刺激，能增強身體應對不良情緒的能力，能防止不良情緒引起的病變。

大笑有益身體健康

有的人平時心情不好，人們往往會說他是思想不通。其實，思想不通只是一種表象，而不良的思緒導致人體經絡不通，這才是對人造成的最大影響。心靈與肉體密切相關，它們會相互影響。

想要避免情緒波動，就應該學會把握自己的心態，當心理出現異常時，要及時進行調整，讓其回歸到自然平衡的狀態。

由於人處於複雜的社會當中，難免會碰到很多生活上的限制，很多時候不得不跟隨社會的潮流，擔心自己出現什麼差錯，或者是被叫做"另類"，因而幹什麼事情都小心翼翼。比如在同事之間，碰到開心的事情，本來想大聲笑一笑，但是害怕別人說不文雅，因而只能把開心憋在心中。日常生活中，有很多時候都有身不由己的感覺，實際上人應該聽從自己的內心，做自己想做的事情，尤其是要學會笑，而且應該是大笑，這對人體健康是有巨大好處的。

以坦蕩之心面對生活

　　坦然面對生活，是對待人生的奧妙。比如生活中做錯了事情，只要將錯誤真正從心頭放下來，便會頓生智慧。同樣，不管曾經有過何種恐懼，出現過什麼心理陰影，只要學會從心頭將其放下來，一定會恍然大悟，從而讓自己的心情變得豁達起來。當人的心理保持輕鬆、自由的狀態，保持平衡的心理，人體代謝也就能維持平衡，五臟六腑的功能就能得以正常發揮。

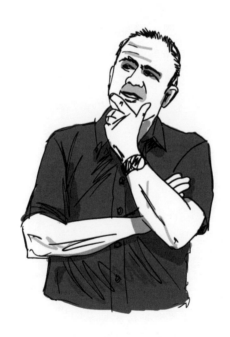

男性養腎需從保養氣血入手

一般人們只注重身體的病痛，往往忽視情緒對人體的影響，比如思慮過度會損耗氣血，影響人的健康。

有的人碰到大場面，或者是碰到什麼新鮮的事物，往往會感覺到緊張或憂慮，特別想上廁所，從中醫學角度來分析，實際是神經緊繃而導致"腎氣失固，氣泄於下"。不僅如此，平時碰到煩惱的事情，往往會有"想不開"的情況，長期為了一件事情而思慮過度，心煩氣躁則會傷腎，讓體內的氣血白白地損耗掉，從而出現腰腿酸痛、虛痿腎虧等狀況。所以說，男性養腎還需從保養氣血入手。

氣血是生命活動的精華

氣血分為"氣"與"血"，它們是人體中的精華，是維持生命活動的重要物質。

氣是人體最基本的物質，包括三個部分：腎中的精氣、脾胃吸收運化水穀之氣、肺吸入的空氣。由此可見，氣的形成與腎、脾、肺都有關係，而腎中的精氣是最基本的物質。人體的五臟六腑都有相應的氣，五臟出現了氣虛的狀況，便無法正常地運轉，從而會出現一系列的病變。

血是人體的精華，對人體有着不可替代的作用。平時，人通過口腔進食，通過脾胃消化分解，然後轉變為人體需要的能量，其實就是津液，津液經經絡滲入血脈當中，成為化生血液的基本成分之一。人體有了足夠的氣血，新陳代謝才得以正常運行。

氣血異常對人體的危害

氣血出現異常，其實就是人們平時所說的氣色不好，而當氣色不好，人便容易生病。從中醫學角度而言，氣血不好主要有四種情況，包括氣滯、氣鬱、氣逆與氣陷。

氣滯

指的是氣的運動受阻，身體出現脹痛，所以，反過來說，某個部位出現了脹痛，表明那裏的氣血出現了堵塞。中老年人會出現氣滯現象，比如大腿酸痛，行動不便，這就是因為氣血不暢通而導致的。有的女性朋友出現痛經或者其他的婦科疾病，有不少都是由於氣血的問題而導致的。

氣鬱

指的是氣集聚在內，無法在全身流通，如果出現了氣鬱結，人體臟腑功能就會出現異常，會導致手腳冰涼、排便不暢的現象。所以，平時要多做運動，以使氣血暢通。

氣逆

指的是人體氣血異常，大量氣血往上冒，從而引發疾病。氣血正常的上升，有助於輸送能量到頭部；下降的氣血能把廢棄物向下輸送，最後以大小便的方式排出體外。但是，如果出現上升過旺，就容易使頭部過度充血，出現頭昏腦脹的現象，而下肢氣血不足，嚴重者會出現癱瘓。

氣陷與氣逆

二者相反，上升的氣血不足，導致頭部缺血、缺氧，從而出現頭暈、健忘、精氣不足等症狀，而下流的氣血過快，出現大小便平頻多、腹瀉等現象。

多種跡象表明氣血不足

跡象	氣血不足的原因
大腦長期處於疲勞狀態	當人感覺到疲勞的時候，説明大腦已經工作太久，氣血的消耗太多，已經超過了大腦的承受能力，這時就應該注意休息。如果疲勞過度仍然不休息，長此以往，過度消耗精氣，會導致大腦功能下降，年齡增大後容易出現痴呆。
身體明顯感覺氣血虛虧，經常出現感冒、發燒現象	當人長時間體力勞動或腦力勞動，都會使人的氣血耗損，因而出現氣血虛虧，使得人體調氣血的功能衰退，抗病毒能力不足，所以很容易生病。
睡覺時間不足，夜裏睡眠質量不高，整天昏昏沉沉的	睡眠是人體休息的最佳方式之一。有的人經常失眠，主要是心態不夠放鬆，在睡覺的時候有太多的雜念，因而出現失眠時間短、睡眠質量不高的現象，使得氣血大量消耗。

動靜平衡保養氣血

　　人體的氣血分為陽氣和陰氣，它們相互影響、相互制約。中醫認為，運動生陽氣，而靜養生陰氣。動養能夠增強精力，從而使人更精神，更加有活力；靜養能減少氣血的消耗，有助於延年益壽。人靜養的時候，陽氣消耗較少，而運動的時候，陽氣消耗相對較多。由此可見，人體的陰陽是此消彼長的，必須要維持動態平衡，才能保證人體代謝正常運行。當陰陽失調，人體的健康就會出現問題。

　　人體的陰陽處於動態平衡之中，因此只講究靜養是不對的，只運動而不休息也是不正確的。要養氣血，動靜相兼、剛柔相濟才是正確的方法。要學會在運動中學會休息，在休息中學會運動，其實也就是要注意勞逸結合。人們常説"生命需要運動"，但是運動過猶不及，特別是中老年人，要選擇時候自己的運動，而且要量力而行。

心理壓力大，
腎虛實際是“心虛”

　　在現實生活中，很多男性整天覺得自己疲乏無力，認為自己是腎虛，片面地覺得自己性能力低下，從而增加了自己的心理負擔，給自己增添不必要的心理壓力。實際上，腎虛不等於腎臟功能一定很差，絕大部分是自己“心虛”而已。

　　為了治療男性腎虛的問題，很多男性開始大量進補，包括購買很多治療腎虛的藥物。“疲勞就是腎虛”、“腎虛就要補腎”，這是治療腎虛的廣告標語，其實，腎虛的情況並沒有那麼嚴重，更多的人是被鋪天蓋地的廣告嚇着。對於男性腎氣虧虛的問題，不要盲目相信藥物的療效，也許多注意減輕自己的心理壓力，反而能起到不錯的效果。

腎虛，也許是心理壓力過大

　　從中醫學角度來説，腎的功能主要影響生殖系統、泌尿系統、神經系統等，對人體的各個組織、器官起到調節作用，為生命活動提供“元氣”。對於西醫來説，主要是從解剖學角度出發來探討腎，因此無法從中醫的角度來分析腎的功能。西醫認為，所謂的“虛”，往往是功能低下、營養缺乏而導致的。當出現腎虛的現象，與腎相關的人體機能便會逐漸減退。比如男性性能力下降，腰酸背痛，精力渙散。腎虛是老年人必須要面對的問題，因此，對於腎虛要及時治療，但不可過度緊張，給自己的心裏增添無形的負擔。

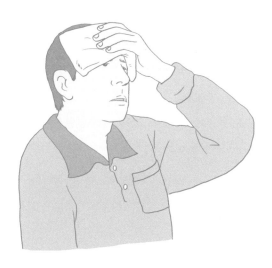

　　在現實生活中，很多人感覺自己腰酸背痛，覺得自己腎氣虧虛，於是找醫生救治，通常要求醫生開補腎的藥物。然而，當經過細心的診斷，其會發現絕大部分是心理壓力造成的。

男人補腎不要陷入誤區

　　有臨床醫學證明，實際上大多數人都不需要補腎，有很多人因為擔心自己精氣不足，往往大量吃補腎養精的藥物，不但不能起到補腎的效果，往往還加重腎臟的負擔，無法及時將體內的毒素排出。很多中老年男性朋友認為自己年紀大了，應該用大量藥物補腎養精。人們常説“是藥三分毒”，對脾胃不好的人群，補腎的藥對身體的傷害很大的。所以，這種盲目進補的觀念是欠妥的。

　　還有，腎虛分為“陰虛”與“陽虛”，應該學會區分開來，千萬不能盲目補腎，否則會產生很多副作用。首先是陰虛，這往往是營養不足而導致“虛火”過度，從而使得體內物質的過分消耗，最終出現腎陰虧虛的現象。

中醫歷來強調中庸之道，也就是人體的陰陽平衡，要先診斷病情，判定出是"陰虛"還是"陽虛"，通過對症下藥來滋補腎精，以免打破人體陰陽平衡，使得病情加重。

需要注意的是，很多商家為了非法牟利，大肆宣傳補腎精的功能，向人們推薦名目繁多的藥物，不能單純認為腎虛就需要補腎壯陽，只有理智補腎養精，才能取得良好的效果。

男人要學會心裏減壓

首先，男兒有淚也該"輕彈"。俗話說"男兒有淚不輕彈"，其實這樣會導致自己的心理壓力多大，從而導致腎虛。中醫養生專家認為，無論是女性還是男性，悲傷時應該哭出來，因為眼淚也是排毒的一種渠道，有助於身體健康。另外，人哭出眼淚的時候，能夠將體內積蓄的導致憂鬱的化學物質清除掉，可以有效減輕減輕心理壓力。

哭泣能帶走煩惱，減輕心裏的壓力，同時排掉體內的某些毒素，有益於人體健康。所以，男性有淚要"輕彈"，強忍着眼淚，對人體的傷害不小。

其次，審視生活，學會傾訴。在現實社會中，相對於女性而言，男性往往被視為強者，所以每當碰到困難，男人往往會硬扛，把一切負擔都放到自己的身上。但是，由於很多時候超出了自己的承受範圍，身體和心理上的壓力都得不到釋放，負擔過重就會傷及內體，男性就容易出現精氣缺乏的現象，甚至引發很多疾病。

由於承受很大的壓力，而絕大多數男性又不願意傾訴，把一切不愉快都憋在心裏，有的人會大肆抽煙喝酒，希望以此來消愁，殊不知這種方式更是嚴重傷害了身體。所以，不論是多麼堅強的男性，一定要學會向他人傾訴，包括自己的妻子、孩子或者朋友，也可以尋求心理醫生的幫助。同時，要學會放下某些東西，讓生活更加輕鬆，身體更加健康。

男性的八大
不良習慣

　　很多中年男性出現腎氣虧虛的現象，因此非常流行補腎養精，然而，在補腎的過程中，不少人盲目地認為補腎就是滋補腎臟。中醫學中的腎是一個很大的概念，包括人體的各個系統，需要多方面去調理。補腎養精需要注意生活習慣，避免不良習慣導致腎虛。

　　絕大多數腎虛的男性，往往有着不良的習慣，包括生活習慣和飲食習慣。不良的生活習慣有性生活不節制、過度手淫、經常熬夜、濫用藥物等，而不良的飲食習慣有三餐不規律，飲食搭配不合理等。以下是人們容易傷腎的習慣：

平時喝水太少

　　人體時刻都在運轉，依靠的是體內新陳代謝，而新陳代謝會產生大量廢物，這些廢物主要由肝臟與腎臟處理。人的腎臟僅佔人體體重的百分之一左右，但是每天會接受全身四分之一的心輸出量，有大量的廢物通過腎臟，需要經過腎的處理，然後以大小便的形式排出體外。倘若喝水太少了，體內的循環就會減速，廢棄物容易堆積在體內，不利於人體健康。所以，平時要注意多喝水，讓尿液儘快排出，有助於保護人的腎，同時防止很多疾病。

蔬菜水果食用欠妥

在普通人的觀念中，大量食用果蔬是有益人體健康的。對於有慢性腎功能障礙的人群，常吃果蔬能夠有效降低血壓，但由於大部分蔬菜和水果中含高鉀成分，長期大量食用，會嚴重破壞腎的功能。不僅如此，腎功能不好的人，經常吃蔬菜、水果，可能會導致鉀的攝入量過多，加重腎臟的負擔，反而會損耗腎的功能。對慢性腎功能障礙的患者，可以吃一些果蔬，但要注意控制數量，最好不要吃辛辣的食物，平時生活要以清淡為宜。

喝飲料替代白開水

絕大多數男性不喜歡白開水，認為白開水平淡無味，沒什麼營養，每當口渴了就會喝飲料解渴。其實很多碳酸飲料含有咖啡因，容易使人的血壓上升，出現高血壓症，從而傷及腎的功能。所以，平時盡量少喝飲料，畢竟飲料不能完全替代白開水的作用。

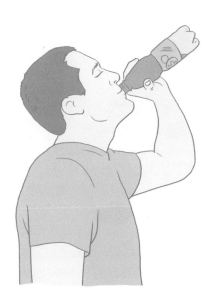

另外，酒是很多男性朋友的愛好，啤酒雖然屬於飲料，但是含有大量的酒精，容易傷及腎臟。腎的功能下降，就無法為其他組織、器官提供精氣。對患有腎臟的疾病人，長期大量喝啤酒，易使尿酸沉積，從而導致腎小管阻塞，可能會出現腎臟衰竭的現象。所以，雖然夏天喝啤酒很舒服，還能起到解渴的作用，但是為了保護自己的腎功能，一定要控制自己，以免傷及腎的功能。

蛋白質攝入過量

美國食品協會認為，以人的體重來衡量，每個人每天攝入的蛋白質和體重比為1：1250，也就是說，若一個人的體重為50千克，每天最多攝入40克蛋白質，以吃肉的數量來計算，不能超過300克。由於肉類和豆製品都含有大量的蛋白質，人們要控制高蛋白食物的進食量，只有控制蛋白質的攝入，才能保證腎的健康。

平時濫用藥物

不少男性為了滋補腎精，往往會買很多補腎壯陽的藥物，盲目地進行治療，卻沒有對症下藥，反而加重了腎的負擔，導致腎的功能出現異常。不僅如此，有的人經常使用止痛藥，而長期使用混合性止痛藥，會迫使體內血流速度降低，影響到腎臟的功能。止痛藥可能會導致腎衰竭，而此類患者有容易發生膀胱癌，這是非常危險的。

鹽的攝入量過多

　　醫學研究表明，飲食中百分之九十五的鹽分需要經過腎臟處理，然後排出體外，平時的攝入得過多，無形中加重了腎臟的負擔，同時由於鈉元素不太容易融入水，因此很難通過水分排出體外，更是加重腎臟的負擔，削弱了腎臟的功能。

　　每個人每天正常的食鹽量不能超過6克，其中有一半能從食物中直接獲得，另外一半可以從調料中獲得。因此，要控制食鹽的攝入量，需要在烹飪的時候少放食鹽。值得提醒的是，即食面中加入了大量食鹽，因此在煮即食面的時候，最好不要再添加食鹽。

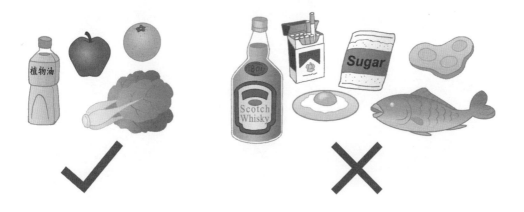

第**8**章

防治腎病
　　調養有法............

很多中老年男性不知不覺出現了很多疾病，如腎結石、腎衰竭、陽痿、早洩等疾病纏身，不但影響自己的日常生活與工作，而且影響了家庭的和諧氛圍。很多男性疾病看起來毫無關聯，其實基本上由於腎氣虧虛造成的。腎虛是萬病之源，益精強腎才能讓人遠離疾病，長久健康。

防治腎衰竭，
堅持低鹽、低蛋白

在現實生活當中，由於各種各樣的原因，有些人會出現腎功能衰竭的情況，倘若不及時控制和治療，腎的代謝調節功能大幅下降，長期發展下去，很容易演變為尿毒症。

腎衰竭是非常可怕的，由於體內生長着兩個腎臟，一般只要有一個腎的功能正常，可以勉強維持人體的正常運轉，因此腎衰竭具有較強的隱蔽性，在腎衰竭的早期不容易被發現，所以應該注意對自身腎臟的養護，否則等到演變為尿毒癥，那就很難以治癒了。

腎衰竭症狀要留意

由於腎衰竭不容易發現，所以應該更加小心，最重要的是學會正確判斷。倘若發現自身出現如下症狀，很有可能就是腎衰竭，那就需要注意治療和調理。

感覺身體不舒服

因為腎功能衰竭，調節體能代謝的能力就下降了，無法及時排除毒素和廢物，從而對人體內造成不良影響，自然就會感覺渾身不適。感覺不適的情況有多種，比如噁心、嘔吐，食慾下降，皮膚瘙癢，失眠多夢等。

身體出現浮腫

腎功能衰竭，毒素無法以尿液的形式排除，會出現尿量減少、尿頻症狀，四肢出現水腫，感覺胸悶氣短，尤其是眼睛週圍腫脹特別厲害。

出現貧血症狀

因為腎臟功能出現異常，無法產生能製造紅細胞所需足夠的荷爾蒙，所以就會出現缺血症狀，對天氣變化特別敏感，害怕寒冷的天氣，而且人容易疲勞。

除了前面很容易判斷的症狀外，還可能出現食慾下降、睡眠不安、口乾舌燥，出現血尿、尿液帶有泡沫、腹瀉、性慾功能衰退。

腎病護理要堅持"三低"原則

堅持低鹽飲食

患有慢性腎病的人，經常會出現高血壓、身體浮腫等症狀，因此，平時飲食要低鹽，以減少鈉水瀦留。在現實生活中，不少人經常吃醃製食品和加工食品，由於製作這些食品的時候加入了大量食鹽，經常吃會導致鈉鹽攝入量超標。

除此以外，自己製作飲食的時候，要嚴格控制調味品，醬油、酸醋等都要控制食用量。

堅持低蛋白飲食

對於患有慢性腎病的人，當血肌酐在150umol/L時，平時飲食就需要注意控制蛋白質的量，一般每天保持為0.6g/kg，在控制蛋白質攝入量的同時，要增加優質蛋白的攝入量。例如瘦肉、雞蛋、奶、魚肉等，都是富含優質蛋白的食物，可以適當增加食用量，以維持人體需要的營養。相反，應該少吃穀類與含植物蛋白的食物。

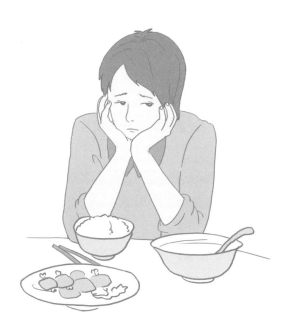

堅持低磷、高鈣飲食

對於患有腎衰竭症的人，往往出現血鈣低、血磷高的狀況，從而出現皮膚瘙癢症，還會出現一些骨病變。所以，要少吃碳酸飲料、動物內臟等多磷酸鹽的食物，要多吃牛奶、大豆等高鈣食物，同時多食用菠菜、菜心、芥菜等綠色蔬菜。

平時起居要慎重

腎功能衰竭的患者，往往會伴隨着腎性貧血症，還會感覺到腰膝酸軟、神疲乏力等症狀，所以，要注意日常的起居，可以多臥床休息，起居室要保持良好的通風，而且保持充足的陽光。當患者的血壓下降，貧血症狀得以改善，那就可以適當出去走動，活動活動筋骨。

　　由於腎中藏精，精氣是保持人足夠精神的元氣，夫妻房事過多，則容易耗盡精氣，導致腎陽不足。所以，腎功能不好的人要減少房事，保養好腎臟的元氣，否則會雪上加霜，導致病情越來越嚴重。日常生活要注意衛生，因為腎衰竭的人，身體的抵抗力下降，倘若不注意衛生，很容易因感染病菌而生病。

日常護理禁忌不可忘

保持積極樂觀的心態

　　人們所說的心態，在中醫學裏叫做"情志"。因為腎臟疾病的康復時期較長，患者的意志容易消沉，有不少人出現抑鬱、悲觀的思想，不利於病情康復。所以，要積極樂觀面對，相信自己能夠戰勝疾病。

要嚴禁煙酒

　　煙酒會對腎臟、血管產生毒害，加劇對臟腑的損害，會加速腎動脈硬化，更促進腎小球的硬化。所以，腎功能不好的人一定要遠離煙酒。

不要濫用藥物

　　腎臟功能衰竭的患者，往往會出現高血壓、高血糖等。患者經常需要服用治療強壯腎功能、緩解高血壓的藥物。因而要有針對性地使用藥物，隨着病情的變換而變換用藥種類以及用藥量。

腎結石：
少喝啤酒多喝檸檬汁

腎結石屬於良性疾病，也是生活中常見的疾病。腎結石惡化後可能會堵塞尿道，無法正常排出尿液，便容易導致腎積水、尿毒癥等，嚴重的情況下還會出現腫瘤，這就很難以治療了。所以，平時要養成良好的飲食習慣，避免出現腎結石，患腎結石後要及時治療。

腎結石症狀多

腎結石的成因是多樣化的，而其臨床表現也是多樣化的，常見表現有如下幾種：

腰部發生絞痛

當腎臟出現結石，經常會伴隨着絞痛，這也是腎結石的典型表現。患有腎結石的人，往往會感覺腰背疼痛，就像被刀割一樣。同時，還會伴隨着噁心嘔吐、面色蒼白等不良症狀。

出現血尿症狀

臨床醫學證明，在患有腎結石的人群中，超過百分之八十的人都會出現血尿，可以肉眼看見尿液為紅色，但有的不太明顯，需要專業化驗才能得知。

出現腎積水症狀

患腎結石以後，結石會堵住腎盂和輸尿管，致使人體無法及時排除尿液，從而導致腎臟嚴重積水。當人的雙腎出現嚴重積水，很容易誘發尿毒癥。

出現敗血症

腎結石的原因很多，可能是由細菌感染導致的，而反過來又會誘發感染。如果結石使尿液無法排出，就會在體內滋生細菌，導致血液循環不通暢，從而出現敗血症，這種情況就可能會危及生命。

【腎結石】在人體的泌尿系統中，腎結石是最常見的疾病，有調查顯示，在每二十個人中，基本上有一個人患腎結石，這樣的發病比率是非常高的。腎結石發病的年齡段很廣，中青年人都很容易患病。對於腎結石產生的原因，醫學專家認為是非常複雜的，而且結石的成分也多種多樣。所以，結石症的治療需要專業分析，然後對症下藥。

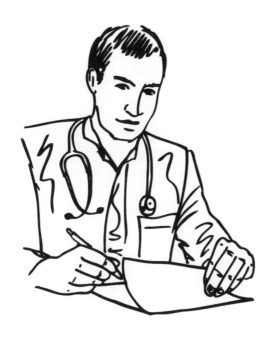

要避免攝入過量維他命

對於腎結石的防治，關鍵在於日常的飲食習慣，而腎結石患者也需要注意調整飲食，才能避免腎結石復發。患有草酸鈣結石的人群，必須控制攝入容易產生草酸的食物，比如菠菜、莧菜、空心菜等，這些都是容易產生草酸的食物。同時要控制維他命C的攝入量。

絕大部分中老年人都有缺鈣的現象，可以多吃含鈣元素的食物。平時生活中要減少肉類和脂肪的攝入，因為容易導致尿酸腎結石。患有尿酸結石的人群，要少吃內臟、海鮮、牛羊肉等，因為這類食物容易產生嘌呤，從而會產生尿酸結石。

腎結石患者要多喝水

有不少人患有腎結石，可能是飲食習慣不良造成，也可能是喝水太少而導致的。很多人由於平時工作繁忙，連水都顧不上喝，從而減少了排尿的次數，導致尿液的濃度增加，以至於出現晶體，長期沉積在腎臟表面形成結石。所以，多喝水是防治腎結石的重要途徑。

正常情況下，每個人每天需要飲水2000毫升以上，即通常所說的8杯水。多喝水能加快尿液的排泄，避免沉澱物在體內堆積，自然就能降低腎結石的發病風險了。平時渴了一定要及時補充水分，同時要有意識地多喝水。每天早上起床後，每晚臨睡前都是喝水的最好時間段。同時，一日三餐過程中可以適當喝點水，有助於脾胃消化。總之，每天保證足夠的飲水量，能有效防治腎結石。

腎結石多喝檸檬汁

經過醫學調查證明，平時多喝檸檬汁的飲料，或者是經常喝低糖、低卡熱量的檸檬水，可以增加每日的排尿量。由此可見，不論是腎結石的預防還是治療，檸檬汁都是不錯的飲品，因而增加尿量了，就可以及時排除體內的代謝廢物，降低腎結石的發病率。

通常情況下，服用檸檬酸鉀可以有效防治腎結石，但可能有的人不願意吃太多的東西，那麼，平時多喝檸檬汁也是不錯的選擇。

檸檬酸汁對腎結石有不錯的防治效果，可以自製：準備好濃縮的純檸檬汁，然後加入適量的白水稀釋，可以加入適量的白砂糖調味，讓檸檬汁不再那麼苦，經常飲用這種檸檬汁，可以有效防治腎結石。要注意不能加太多糖分，否則對身體不好。

腎結石患者要少喝啤酒

相信在炎熱的夏季，很多男性朋友都喜歡喝啤酒，尤其是冰鎮的啤酒，喝下去感覺非常舒服。然而，如果喝過多的啤酒，非常容易患上腎結石，因為夏天天氣本來就很炎熱，人體出汗多比較多，如果不及時補充水分，尿液的濃度就會增高，尿中晶體便會沉澱下來，很容易引起腎結石。而口渴以後用啤酒代替喝水，實際上達不到補充水分的目的。同時，因為啤酒中含有大量的嘌呤，當人喝完啤酒以後，嘌呤通過人體吸收後分解為尿酸，從而導致尿酸的濃度大大增加，最終誘發腎結石。由於啤酒容易導致腎結石，所以患有腎結石的人更不能喝啤酒。

"三高"疾病，
按摩腎經益處多

目前，隨着人們的生活越來越好，人們每天大魚大肉，但是由於缺乏合理的營養搭配，平時缺少運動鍛煉，不少中老年男性出現了高血壓、高血脂、高血糖症狀，被人們稱為"三高"疾病。有的人為"三高"疾病而苦惱，實際上通過腎經保健可以緩解這類病症。

"三高"症狀的巨大危害

高血壓、高血脂和高血糖被人統稱為"三高"症，它們對人的臟腑有不同程度的影響。

高血壓

早期高血壓患者通常會出現頭暈眼花、耳鳴、心悸等症狀，從肢體感覺上來說，會出現手腳麻木的感覺，一系列症狀都是因為高級神經功能失調而產生的。如果長期出現高血壓，容易的導致心、腦、腎等組織器官受到傷害，嚴重的情況下會導致臟器功能衰竭，從而危及生命。

高血糖

體內持續出現高血糖症狀，直接表現出來會是糖尿病。糖尿病患者體內往往缺乏胰島素，從而影響到人體的正常代謝，誘發其他疾病。當人患糖尿病以後，會出現尿多的狀況，喜歡吃東西，喜歡喝水，但是無法高效吸收食物的營養，使身體越來越消瘦。

高血脂

血液中膽固醇或甘油三酯偏高，或者是高密度脂蛋白膽固醇偏低，都會出現高血脂狀況，也就是血脂發生了異常。當血液中的血脂過多，血液的黏稠度會增加，從而沉積在血管壁，時間長以後就會形成脈粥樣硬化，導致血管堵塞，血液循環不通暢，很容易出現缺血性休克或死亡。當人的心臟出現高血脂，會導致冠心病；當出現在腎臟便會導致腎動脈硬化，致使腎功能衰竭；當出現在下肢，肢體會因為血液不同而潰爛。所以，高血脂的危害是非常大的。

養生見聞

蔣先生平時疏於鍛煉，每天大魚大肉，他也從來不忌口，而到了40多歲的時候，其身體變得越來越胖，走幾步路就感覺氣喘吁吁的，每天都感覺腰酸背痛的，只好去醫院檢查。結果醫生告訴他出現了高血壓、高血糖，而且血脂也有點偏高，醫生告訴他要注意飲食養生，盡量控制體重。另外還告訴他平時多按摩腎經，他按照醫生的囑咐去做了，身體也一天天好轉了。

按摩腎經緩解"三高"症狀

　　中醫認為，只有人的氣血在經脈中正常循環，五臟六腑才能夠獲得足夠的營養，從而發揮正常的生理功能。精血同源，腎臟是氣血的源頭，如果人的身體虧虛，便會導致氣血流通不暢，容易出現血瘀的狀況，其實這就是人們出現高血壓、高血脂、高血糖症狀的根本原因。

　　由此可見，保證腎臟功能正常運轉，使體內的血液暢通無阻地流通，可以有效緩解人們恐懼的"三高"症狀。按摩腎經是精氣的最好途徑。按摩腎經時，應該重點按摩足心和腎經循行在小腿的區域。按摩足心，實際上就是按摩湧泉穴。

　　除了曾經介紹過的按摩方式外，最簡單實用的辦法就是"踩"，到鋪有鵝卵石的道路上來回走動，稍稍用力踩腳底；可以穿有足底按摩功能的摩鞋或拖鞋，也能有效刺激湧泉穴，而且這種方式可以時刻按摩。

　　按摩腎經在胸部的區域，可以使用按壓法，將手掌的掌根放在相關區域，然後稍稍用力按壓即可；對經過腿部的腎經的按摩，可以用手點按住相應的穴位，每天堅持按摩，能夠及時地疏經絡穴；對於循行通過腹部的腎經，同樣是用手掌的掌根進行按摩。總之，因為腎經影響着腎的功能，所以，經常按摩腎經，能夠起到疏經絡學的作用，促進體內血液的循環，從而保證整個人體的代謝平衡。

治療陽痿的
關鍵是補腎精

對於很多中老年男性來説，陽痿似乎成了一塊心病，每當人們談起"陽痿"這個詞，都會有難言之隱。很多男性出現陽痿以後，自己沒有了男人的雄風，心理變得抑鬱起來。實際上，陽痿並沒有想像的可怕，只要注意多方面調理，大都能夠緩解或消除。

生理性陽痿和精神性陽痿

男性陽痿可以分為生理性陽痿和精神性陽痿，生理性陽痿就是人體由於腎功能出現障礙，從而導致生殖器無法勃起。引起生理性陽痿的原因很多，包括過度手淫、過度的性生活，吸煙喝酒等，都會損耗腎的精氣，從而出現生理性陽痿。另外就是精神性陽痿。精神性陽痿就是在房事的時候感覺到興奮，但是又會產生緊張或恐懼感，從而導致早泄。精神性陽痿的成因很多，比如長期工作壓力，情緒焦慮等，都容易出現精神性陽痿。反過來，精神性陽痿又會導致人越來越自卑，出現更加焦慮、緊張的不良心理，最後出現惡性循環。

多吃養腎壯陽食物

對於男性朋友的陽痿疾病，絕大部分都是生理性陽痿，也就是由於腎氣虧虛而導致的，所以，通常需要通過補腎壯陽來治療疾病。能夠補腎壯陽的食物很多，常見的有羊肉、核桃、牛鞭、羊腎等，也應該多吃牛肉、雞肝、蛋、花生米等含鋅的食物。動物的內臟富含性激素和腎上腺皮質激素，平時多吃動物的內臟，可以增強性能力，提高精子的活力。除此以外，多吃山藥、銀杏、凍豆腐等，還有海參、墨魚、章魚等水性食物，也有助於增強男性的性能力。

平時可以自己製作調理腎氣的營養食物。比如蝦肉炒韭菜、桂榮羊肉湯等，都是不錯的養腎食物。

治療腎陽虧虛的藥方

當男性的腎陽虧虛，會出現性生活乏力，生殖器無法快速勃起，而且平時經常出現腰酸背痛、耳鳴眼花、小便清長等不良反應。所以，治療腎陽虧虛的陽痿，需要溫補腎臟、益精養腎的藥方。具體可以使用如下藥物調理：山藥、枸杞、菟絲子、杜仲各20克，熟地黃30克，當歸、山茱萸各15克，巴戟天25克，西洋參10克，肉桂、製附子各10克。準備齊材料以後，全部放入藥罐裏煎服，每天服用一劑，分兩次服用，對陽痿有很好的調理效果。

倘若出現早泄的情況，在上述藥料的前提下，再加上牡蠣30克，龍骨30克，對早泄患者有不錯的調理效果。

穴位按摩治療男性陽痿

按摩肩外俞和手三里

首先是按摩肩外俞，肩外俞位於背部第一胸椎和第二胸椎中間向左右4個指的區域。用手指按壓肩外俞，可以促進該區域的血液循環，對頭暈耳鳴、身體乏力、肩部僵硬等狀況，可產生比較不錯的效果。其次就是按摩手三里。手三里位於肘彎曲處向前三指的位置，當用手按壓的時候，能夠感覺到明顯的疼痛感。按摩手三里能夠使人精神鎮定，變得興平氣和。總之，按摩上述兩處穴位，可以緩解或消除男性的精神性陽痿。

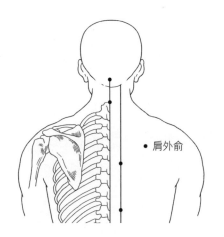

肩外俞

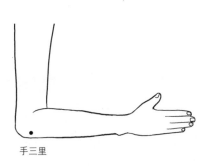

手三里

按摩命門穴

按摩命門穴，能夠壯大生命的活力，防治腎氣不足、精力衰退，有固本培元的功效，對陽痿早泄有很明顯的調理作用。命門穴的具體按摩方式如下：將身子坐正或者俯臥，把雙手放到腰背後，大拇指朝前面看，其餘四指朝後面；將左手的中指放在穴位處，把右手中指放到左手的中指上，稍稍用力按壓，知道感覺到週圍酸為止置。

按揉會陰穴

會陰穴在肛門和生殖器之間，經常按摩這個穴位，能夠增強男性生殖器的功能。具體按摩方式如下：將身體仰臥，用食指按壓會陰穴，直到感覺酸脹為止。在按摩穴位的時候，可以用手掌包住睾丸，能感覺到睾丸發熱，這樣按摩的效果會很明顯。

護腎先護腰，
腰不好等於腎不好

對男性的健康而言，腰部有着不可尋常的作用，在現代社會中，為了家庭生活，男人往往要承擔更多的任務，面臨着很大的工作和生活壓力，如果腰部出現問題，將會在生活中碰到很多麻煩，而腰部出現異常，大多數是腎出現了問題，補腎養精就顯得極為重要。

中醫認為，腰為腎之府，如果人的腰部出現了問題，也等同於腎臟出現了問題。醫學研究表明，腎和腰有密切的聯繫，當出現腰酸悲痛的情況，大多是是出現了腎氣虧虛的狀況。從中醫的觀點來講，腎的功能是影響着龐大的內體，包括內泌尿系統、生殖系統、神經系統等，如果腎的功能出現了問題，將會影響着其他臟腑的功能。所以，對腎和腰的保養顯得非常的重要。

男性腰部疾病最突出

男性每天都要承擔很多工作任務，因此腰部經常會處於疲勞狀態。由於很多重體力勞動都需要男性承擔，在家裏，每天為了生活而奔波忙碌，因此很多男人都存在着不同程度的腰肌勞損，時常感覺到腰背酸痛。不僅如此，由於男性經常從事一些危險性較高的工作，因而腰部容易出現外傷，腰部的保護也就變得更加困難。

根據醫學統計顯示，如今男性出現腰部疾病的風險越來越大，最常見的就是腰肌勞損、腰椎間盤突出疾病。由於各種各樣的原因，很多青壯年也患了腰椎間盤，而且隨着年齡的增大，病情越來越不容樂觀。現實中很多人不注意保護自己的腰部，每天長時間伏案工作，腰部受力均衡性受到破壞，腰椎出現了退行性改變，而且出現反覆發作的狀況，讓很多男性苦不堪言。

由於腰部出現了問題，常常感覺酸酸背痛的情況，連彎腰都變得困難起來，不但無法承擔正常的工作，而且連自身的生活也受到嚴重的影響。所以，針對男性腰部疾病的突出問題，必須要做好腰部的保健，養護好腰部才能保養好腎臟。

注意給腰部減減壓

醫學方面所說的腰，實際上主要指腰椎結構，也就是從第一腰椎開始，然後再到第五腰椎，這中間的部分以及週圍的組織結構，就是醫學所說的"腰部"。就解剖學理論而言，人的腰部是骨性結構，人在用力的時候，上身使出的力量必須要經過腰椎進行傳導才能發揮出來。同時，上肢的體重都需要腰椎承載，時刻承擔着巨大的負荷，時刻不停的在運動，腰椎得不到充分休息，很容易出現腰部疲勞，長期下來就會是腰部失去張力，以至於容易受傷。人坐下來休息的時候，雙腿的肌肉和骨骼都得以放鬆，但腰部仍然承擔着很大的重量。因此，平時要注意給腰部減減壓。

想要減少腰部的疲勞，最好的方法就是平躺着休息，當人平躺下來，支撐身體的面積加大，這樣就能夠緩解腰不承載的負荷。另外，保持正確的坐姿也是減輕腰部負荷的重要途徑。有的人在坐立時習慣向前傾，實際上這是不正確的，因為這樣會加大腰椎間盤的負荷，同時還會是腰椎出現彎曲。因此，坐立時應該盡量坐直坐正，盡量尋找有靠背的作為，這樣能相對減輕腰部的壓力。當然最好的方式就是臥床休息，對於腰背疼痛的患者，特別是腰部被扭傷的人，應該增加臥床的時間，疼痛感會得到有效緩解，同時有助於損傷的組織癒合，可以很好地保護好腰部。

飲食起居結合調理

　　腰部不好的人，要注意自己的飲食起居，晚上不能夠熬夜，盡量避免久坐，即便不得不坐立較長的時間，要定時變換坐姿，以免要不過度疲勞。在寒冷的冬季，一定要注意做好防寒保暖的工作，比如有的上班族在中午會趴着睡覺，一定要避免腰部着涼。在飲食方面，可以根據個人身體狀況，多吃一些能夠滋補腎臟的食物，比如泥鰍、墨魚、海參等，這種食療養生的方法能起到不錯的效果。

　　此外，現代社會中，很多人出現了肥胖症，長時間壓迫臟腑，從而使身體出現問題。尤其是體重過重，直接增加了腰部的負荷，導致腰部疾病的高發。所以，要養成良好的習慣，注意控制自己的體重。

加強鍛煉強健腰部

　　運動鍛煉是養生保健的重要途徑。對於腰部保健來説，可以多按摩腰部，做一做腰部保健操。

"轉腰遠眺" 保健操

　　身體直立，把雙腳自然分開，保持與肩同寬，腳和膝關節朝前，微微屈腿。上肢以腰為軸，以頭部帶動整個頸部和上肢，慢慢轉動身體，知道無法轉動的位置，停留一會兒，然後再恢復原位。每天堅持做20次左右，可以鍛煉腰部肌肉群，增強腰部的力量，同時防治很多腰部疾病。但是，因為中老年人骨骼變得脆弱，所以在做的時候要緩慢，避免扭傷腰部。另外，經常游泳，特別是蛙泳的姿勢，不但能鍛煉腰部和腹部的肌肉，還可以促進體內營養補給，使脊椎間組織得到充足的營養，從而保證脊椎的彈性，整體上增強腰部的功能，使腰部不容易受傷。

自我調養防治
慢性前列腺炎

　　對於慢性前列腺炎，臨床醫學表面，大部分患者都是中年，而這類人群絕大部分都要負責養老，而且還要培養孩子，每天忙於為家庭而奔波，沒有時間到醫院去治療。可以對於時間充裕的人來説，每週利用一部分空閑時間到專業的門診按摩，這是理想的狀態，但對於時間緊促的男性朋友而言，這就變得不太現實。所以，可以自己學學自我調養按摩保健方法，自己在家裏做，這也不失為一種比較理想的選擇。

男性生前列腺炎的原因

　　前列腺炎是一種常見疾病，尤其是在成年男性當中比例最高。前列腺炎雖然不會直接危及生命，但是它會嚴重影響患者的正常生活，導致生活品質下降，同時是一種很難以治療的疾病。患前列腺炎的人，大多是四五十歲的中年男性，這個階段的男性發病率最高。前列腺炎發病原因很多，比如季節變化、飲食習慣、性生活等，都會導致男性患前列腺炎。

　　前列腺炎分為急性和慢性前列腺炎，其產生的原因主要可以歸納為：

平時生活縱慾

　　男性由於各種原因而縱慾，過度放縱自己，性生活太過頻繁、過度手淫會引發前列腺炎。另外，性生活過程中憋精，會導致前列腺過度充血，進而引起前列腺炎。

尿道受到感染

有時候男性的尿道會遭到病菌侵襲，使得尿道發生炎症，而尿液通過尿道，又會感染到前列腺，使前列腺發生炎症。

受到病菌侵襲

自身不注意衛生，前列腺遭到了原蟲、真菌、病毒等病菌感染，從而導致前列腺炎症。除此以外，平時感冒着涼，使得交感神經異常興奮，從而導致前列腺不正常龜縮，前列腺液就不能正常地排泄，從而引發炎症。

前列腺炎影響生育

男性發生前列腺炎，容易出現不育症。有醫學表明，如今很多家庭出現無法孕育下一代的狀況，絕大多數是男性方面的原因，前列腺炎便是其

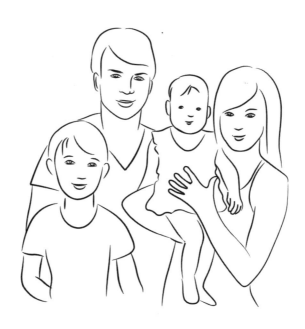

中的原因之一。也許有的人不知道前列腺炎的害處，長期患有前列腺炎症，容易使前列腺液的成分發生改變，從而會使前列腺發生異常，不能正常分泌腺液，因而會阻礙精液的正常液化，最後使得精子活力下降，導致男性出現不育的症狀。

其實，雖然列腺炎通常不會危及生命，但是對人體健康的危害是多方面的。對自身而言，前列腺炎會導致尿道不暢，出現尿頻、尿急、排尿困難等狀況，影響日常生活；而對家庭而言，出現陽痿、早泄、異常遺精等不良症狀，會影響夫妻生活，導致家庭關係不和諧。

自我按摩防治前列腺炎

對於男性前列腺炎，可以採取自我按摩方式，具體操作方法如下：蹲位或者側向屈曲臥位，便後把肛門和直腸下段清潔乾淨，用自己的中指或者食指按壓前列腺體，感覺到發燙為宜，通常每次需要按摩5分鐘。按摩的時候，如果能發現有前列腺液從尿道排出，那麼表明這是最好的按摩效果。在按摩之前，最好用肥皂潤滑指套，以便感覺到不適，而且要注意把握力度。每次按摩完以後，需要至少間隔3天再進行按摩。在自我按摩過程中，如果感覺到前列腺很痛，那有可能是急性前列腺炎，應該及時到醫院就診。

按摩前列腺，並不是人人都適合的，比如前列腺結核和腫瘤患者不能自我按摩；患有慢性前列腺炎，而且處於急性發作期，也不應該按摩；對於前列腺萎縮或者硬化患者，也不適宜自我按摩。

藥膳治療前列腺炎

中醫認為，治病需要先養生，而食療養生也是中醫的一大特色。對於男性的前列腺炎，同樣可以採用食療的方式來進行調理了。在此，主要推薦幾款膳食食譜。

車前綠豆粥

材料　車前子60克、通草10克、橘皮15克，綠豆適量

做法　用紗布把準備的材料包裹起來，紮緊放入鍋中煮，大概熬製兩個小時，然後把渣去掉，用清水煮綠豆粥，等綠豆煮爛後加入適量白糖即可食用。

功效　治療男性前列腺炎。

絲瓜糯米粥

材料　絲瓜1條、糯米50克、白糖適量

做法　先把糯米煮熟，然後把絲瓜切成條狀或塊狀，再稍微煮一會兒，煮熟後加糖即可食用。

功效　能治療濕熱型前列腺炎。

赤小豆魚粥

材料　鯉魚1條、赤小豆50克

做法　先把鯉魚放入鍋中煮，煮熟後取煮魚的湯備用。把赤小豆煮熟，最後把赤小豆和魚湯一起混合即可。

功效　能治療濕熱型急性前列腺炎。

宜忌　最好不要加任何調料。

補足腎精是
治療腹瀉的良藥

很多中老年男性在要到天亮的時候，也就是雞鳴報曉的時候，肚子經常會"咕咕"叫響，馬上就想去上廁所，這種腹瀉被稱為"五更瀉"或"雞鳴瀉"，實際上是腎陽不足的表現。

平時人們出現腹瀉，第一直覺就是吃了什麼不該吃的食物，也可能會認為是產生了炎症。實際上，對於很多中老年朋友而言，由於體質越來越差，胃口越來越不好，容易出現消化不良，代謝失常後出現腹瀉，其實這關鍵就是體內腎氣不足而導致的。因此，出現腹瀉應該考慮是不是腎虧腎虛的問題。

腹瀉是腎陰虛還是腎陽虛

身體虧虛分為腎陰和腎陽，不論是哪一種腎氣虧虛，都可能導致脾胃功能出現問題，從而誘發腹瀉的症狀。當人因腎虛而導致腹瀉，往往會產生慢性腹瀉，雖然不像急性腹瀉那麼厲害，但是它對人體影響的時間更長，很不容易治療。

	表現	藥方
腎陰虛導致腹瀉	面黃肌瘦、萎靡不振、手足發燙等，需要用滋陰補腎的東西來補腎。	山茱萸、砂仁和澤瀉各10克，桔梗、甘草各5克，蓮子肉、生薏苡仁、扁豆、懷山藥、白朮、茯苓、黨參各15克。準備好藥材後，用水煎服，每天吃1劑就可以了，每天分兩次服用。
腎陽虛導致腹瀉	腹中鹿鳴、四肢冰涼、腰酸背痛的症狀。腎陽虛出現的腹瀉很難治癒，往往需要很長時間才能康復。	杜仲、茯苓、懷山藥和肉豆蔻各15克，五味子和蓮子各10克，白朮12克，吳茱萸5克、炮薑6克。準備好藥材後，用水煎服，每天服用1劑，每天分兩次服用，對腹瀉有不錯的調理效果。

養生見聞

　　黃先生每天早上雞鳴的時候，感覺肚子"咕咕"的叫個不停，只得趕緊到廁所解決。每天感覺疲乏無力。剛開始的時候，他以為自己夜裏着涼了，於是晚上多加了被子，但是長期下來，自己的病情仍然沒有好轉。於是，黃先生不得不到醫院去檢查，最後醫生告訴他是患了"五更瀉"，是腎氣不足的表現，需要調理腎氣。回到家中以後，他按照醫生的方法，從飲食、運動全方位來補腎，不久之後，腹瀉的狀況就得到改善。

防治五更瀉，關鍵在防寒

大多數中老年人都會出現五更瀉症狀。為什麼？因為這類人經常缺乏運動，自身的腎功能逐漸衰弱，所以臟腑功能衰退，包括脾胃不好，腎精虧虛。五更瀉最常用的治療方法是曬太陽，曬太陽可以補充體內的陽氣。通常在早上起床以後，選擇一個陽光充足的區域，堅持站立在原地不動，或者躺下去，長期這樣堅持，有助於升發體內的陽氣。

除此以外，由於五更瀉的人脾胃較差，也容易受到寒氣的侵襲而發生異常，所以腹部也要注意保暖，避免寒氣凝滯在腹部，導致腹瀉久治不癒。對於體質較弱的中老年人，冬天一定要多添加衣服，適時做好保暖工作，而春夏暖熱的季節，也不要隨便脫衣服，以免身體受寒而引發或加重腹瀉。

用藥膳來治療五更瀉

豬腰補骨脂湯

材料　補骨脂10克，豬腰子兩個

做法　把它們清洗乾淨，然後切成塊，往鍋裏加入適量清水，用水煎1個小時，加入調料後食用。

食法　隔一天吃一次，堅持一週左右。

補骨脂酒

材料　補骨脂60克，白酒500毫升

做法　將酒裝入罐子，然後放入補骨脂，泡酒15天左右打開就可以飲用。

食法　每天堅持喝一小盅

功效　治療腹瀉的效果比較不錯。

荔枝山藥蓮子粥

材料　山藥10克、蓮子10克、荔枝肉50克，大米50克

做法　把材料搗碎，然後加水煎煮，等到爛熟以後，加大米煮成稀粥，在晚上的時候配餐食用。

醋浸生薑茶

材料　生薑、醋適量

做法　把生薑清洗乾淨，然後再切成薄片，把生薑放入米醋中浸泡（24小時）。

食法　每天取3片，用開水沖泡，然後放入適量的紅糖。

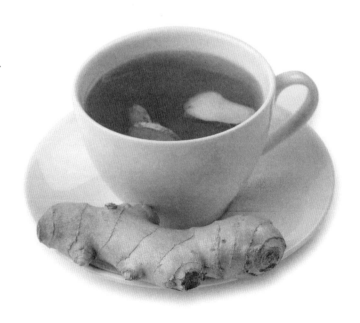

早泄"快"而不樂，
腎精虧虛是禍根

　　陽痿早泄讓很多男性吃盡了苦頭，有難言之隱卻無法訴說。男人的腎中相火亢進，肯定會向外宣泄。此時，夫妻在過性生活的時候，只要稍微刺激男性生殖器，男性的精液就會快速涌出來，從而出現人們常見的"早泄"現象。

男性為何會早泄

憋精的不良習慣

　　有的人認為射精會損傷元氣，所以把精液看得特別重，在性生活過程中，不知不覺養成了憋精的不良習慣，導致性功能紊亂，從而出現早泄症狀。

過度縱慾

　　性生活過於頻繁，會導致腎氣虧虛，從而引起早泄。另外，男性過度手淫也會造成早泄現象。雖然手淫本身並不會直接引起早泄，但是由於經常手淫，使得生殖器過度充血從而出現早泄。

夫妻關係緊張

　　有的家庭中，由於女性過於強勢，而且這種強勢帶入到夫妻生活當中，男性會產生自卑心理，因此在性生活的過程中，出現緊張心理，從而導致早泄現象。相反，男性早泄又會加劇夫妻關係不和諧，就這樣惡性循環，使得問題越來越嚴重。

相火亢進型早泄

特點	表現	藥方
男性在過性生活時表現的非常亢奮，接觸到女性肌膚很快就泄出來。	主要會出現頭暈炫目、腰膝酸軟、口乾舌燥、面部潮紅等，需要補腎滋陰，以緩解體內真火過旺的情況。	熟地黃15克、茯苓15克、金櫻子15克、山藥30克、山茱萸10克、澤瀉10克、丹皮10克、知母9克、黃柏9克，另外再加牡蠣30克和龍骨30克。用水煎服，每天服用一劑，一天分兩次服用，對該症狀有不錯的治療效果。

腎氣不固型早泄

特點	表現	藥方
男性腎氣不固，也就是腎氣虛虛，在性生活時無法堅持太長時間，很快就泄出了。	腰膝酸軟、面色晦暗、尿頻尿急等現象，需要通過藥物來益精壯陽，不足腎氣。	巴戟天20克、沙苑蒺藜20克、山藥30克、牡蠣30克，龍骨30克、山茱萸10克、澤瀉10克、丹皮10克、熟地黃15克、製附片9克、肉桂9克。用水煎服，每天服用一劑，一天分兩次服用，對該症狀有不錯的治療效果。

腎氣陰兩虛早泄

特點	表現	藥方
陰莖無法勃起，或者是勃起但不堅挺，而且觸及到女性的陰部，很快就因無法控制而泄出。	頭暈炫目、失眠多夢、記憶力下降、手腳心發燙等現象。這種疾病需要養陰滋腎。	烏梅肉30克、黃芪30克、麥冬30克、山藥30克、金櫻子15克、熟地黃15克、五味子10克、西洋參10克、山茱萸10克、澤瀉10克、丹皮10克。用水煎服，每天服用一劑，一天分兩次服用，對該症狀有不錯的治療效果。

食療防治男性早泄

在中醫學中，食療養生是很重要的方法，所以，男性治療早泄症狀，也可以通過食療的方式來進行輔助治療。具體的膳食配方如下：

淮山桂圓燉甲魚

材料　淮山藥20克、桂圓肉20克、甲魚1隻

做法　把魚鱗刮乾淨，切開去掉內臟，然後再用清水清洗。把甲魚肉和其他的材料一塊放入燉盅中，加水適量清水，隔水燉熟，加入家常調料後即可食用。

食法　不論是吃肉還是喝湯，其食療效果都特別好，一般每週做1次就可以了。

宜忌　千萬別圖便宜買死甲魚，一定要用鮮活的甲魚，因為甲魚死去以後，它的體內會分解不少毒物，很可能會導致食物中毒。

羊肉淮山核桃粥

材料　羊肉150克、淮山藥120克、肉蓯蓉100克、菟絲子150克、核桃仁150克、蔥白10根、粳米適量

做法　將適量的粳米用水泡一會，然後放入鍋中煮，順便把準備的材料一同放入，等到米煮成粥以後（煮爛即可），加入適量的調料即可食用。

宜忌　不應該抽煙喝酒，日常飲食要避免辛辣刺激，最好多吃些食海鮮、豆製品、木耳等，以固腎養精。

養腎固腎，
防治男性不育症

　　從中醫學角度來講，男人之所以會出現不孕不育症，主要是由體內的精氣不足而造成的。腎藏精，主生殖和生長發育，人體內的精氣是否充足，直接影響這一個人的性生活能力和生殖能力。男性精氣旺盛，陰陽平衡才具備生殖能力。所以，想要遠離不育症，必須要保持體內有足夠的精氣，這樣才能夠有正常的生殖能力。

　　男性出現不育症，一般可歸結為三種原因：腎陽不足、腎陰缺乏和腎氣虧虛。防治男性不育症，我們應該針對上述三種情況來補腎精。

腎陽不足類型

特點	併發症狀	藥方
腎陽不足的男性，往往對夫妻生活很冷淡，沒有多少性慾，在生理方面容易早泄，射精無力，同時精氣清冷，精子的存活率很低。	腰膝酸軟、面色無華、夜尿頻多等症狀。	淫羊藿15克、何首烏15克、巴戟天15克、斷續15克、枸杞15克、桑葚15克、黃芪30克、車前子10克、五味子10克、覆盆子10克。用水煎服，每天服用一劑，一天分兩次服用，對該症狀有不錯的治療效果。

腎陰虛類型

特點	併發症狀	藥方
結婚以後長時間無法生育，心理亢奮，性慾很強烈，但是精液不化，而且畸形精子畸形或死精過多。	口乾舌燥、全身盜汗、頭昏腦脹、耳鳴心悸等。	熟地黃25克、丹參20克、茯苓15克、山藥15克、知母12克、山茱萸10克、澤瀉10克、丹皮10克、黃柏10克、甘草5克、海馬2隻。用水煎服，每天服用一劑，一天分兩次服用，對該症狀有不錯的治療效果。

腎氣虧虛類型

特點	併發症狀	藥方
結婚後長時間無法生育，出現陽痿、早泄症狀，平時對夫妻生活十分冷淡，精液量少，而且有精稀、精冷的現象。	腰酸背痛、頭暈耳鳴、精神疲憊、食慾不振、五更泄瀉等症狀。	巴戟天20克、菟絲子20克、山藥15克、茯苓15克、砂仁6克、肉桂10克、鹿茸10克、西洋參10克、陳皮10克、山茱萸10克、麥冬10克、五味子10克、肉豆蔻10克、補骨脂10克、蓮子10克。用水煎服，每天服用一劑，一天分兩次服用，對該症狀有不錯的治療效果。

調補結合治療不育症

久不孕育，天天吃藥也不是辦法，俗話說："藥補不如食補。"飲食有陰、陽、寒、熱，溫補、清瀉之分，故飲食療法不僅僅是"補"，還有調理之意。既要貨真價實、方便實惠、美味可口，又要有一定的針對性的調理、滋補作用。

鱉肉銀耳湯

材料　鱉1隻、銀耳15克、生薑片適量

做法　把鱉宰殺後用水清洗乾淨，在把銀耳擇乾淨以後用溫水泡起來。往鍋中加入適量的清水，然後把鱉肉、銀耳和生薑一塊兒放入燉煮，煮熟後加入家常調料既可以食用了。

食法　肉和湯一同食用，每天服用1劑，堅持一個星期。

功效　能夠起到滋陰降火的效果。尤其是對於精液不液化的男性，食用後能夠明顯的改觀。

鹿鞭巴戟天湯

材料　巴戟天15克、淫羊藿15克、鹿鞭1對

做法　把備齊的材料一同放入鍋裏燉煮，等到鹿鞭爛熟，然後用刀切碎後食用。

食法　鹿鞭與湯一同食用，每天服用1劑，堅持一個星期。

功效　具有補腎氣、健脾胃的功效，對於精子活動力差的男性，有不錯的治療作用。

生薏苡仁粥

材料　生意苡仁10克，大米適量

做法　把生薏苡仁與大米一同熬製，等到大米煮爛以後，加入家常調料即可食用。

食法　每天堅持食用一碗，堅持一個星期。

功效　能夠起到健脾、滲濕、清肺等作用，對男性不育症有良好的治療效果。